# Inhalt

## Abkürzungen und Akronyme

| | |
|---|---|
| **ACE** | Angiotensin-Converting-Enzym |
| **ACS** | akutes Koronarsyndrom (acute coronary syndrome) |
| **ARB** | Angiotensin-Rezeptorblocker |
| **ASS** | Acetylsalicylsäure |
| **bpm** | Schläge pro Minute (beats per minute) |
| **CCB** | Kalziumantagonist (calcium channel blocker) |
| **CCS** | chronisches Koronarsyndrom (chronic coronary syndromes) |
| **CTO** | Chronic total occlusion |
| **CV** | kardiovaskulär (cardiovascular) |
| **CVD** | kardiovaskuläre Erkrankung (cardiovascular disease) |
| **DAPT** | duale antithrombozytäre Therapie (dual antiplatelet therapy) |
| **DHP-CCB** | Kalziumantagonist vom Nifedipin-Typ (dihydropyridine calcium channel blocker) |
| **DM** | Diabetes mellitus |
| **EKG** | Elektrokardiogramm |
| **FFR** | fraktionelle Flussreserve (fractional flow reserve) |
| **HbA1c** | glykiertes Hämoglobin A1c |
| **HF** | Herzinsuffizienz |
| **IKA** | invasive Koronarangiographie |
| **INR** | Internationale normalisierte Ratio |
| **iwFR** | instantane wave-free Ratio (instantaneous wave-free ratio) |
| **KHK** | Koronare Herzerkrankung |
| **LAD** | Left anterior descending artery |
| **LV** | linksventrikulär |
| **LVEF** | linksventrikuläre Ejektionsfraktion |
| **MI** | Myokardinfarkt |
| **NOAK** | nicht-VKA orale Antikoagulanzien |
| **non-DHP-CCB** | Nicht-Dihydropyridin-Kalziumantagonist (nondihydropyridine CCB) |
| **OAK** | orale Antikoagulation |
| **PCI** | perkutane Koronarintervention (percutaneous coronary intervention) |
| **PCSK9** | Proproteinkonvertase Subtilisin/Kexin Typ 9 |
| **PET** | Positronen-Emissions-Tomographie |
| **TAVI** | Transkatheter-Aortenklappen-Implantation (transcatheter aortic valve implantation) |
| **tgl.** | täglich |
| **VKA** | Vitamin-K-Antagonist |
| **VTW** | Vortestwahrscheinlichkeit |

## 2. Einleitung

In den aktuellen Leitlinien 2019 steht erstmals das chronische Koronarsyndrom (CCS) statt des bisher üblicherweise benutzten Terminus stabile Koronare Herzkrankheit (sKHK) im Vordergrund. So können die klinischen Erscheinungsbilder der KHK entweder als akutes oder chronisches Koronarsyndrom klassifiziert werden. Die KHK ist ein dynamischer Prozess bestehend aus der zunehmenden Ablagerung atherosklerotischer Plaques sowie funktionellen Veränderungen der Koronarzirkulation. Beide Aspekte können durch Änderungen der Lebensweise, medikamentöse Therapien und Revaskularisationsmaßnahmen positiv beeinflusst werden, so dass eine Stabilisierung oder ein Rückgang der Erkrankung (Abbildung 1) erzielt werden kann. Die Abbildungen 3 und 4 bieten einen Überblick über die wichtigsten Änderungen gegenüber der vorigen Ausgabe dieser Leitlinien.

## Abbildung 1: Natürlicher Verlauf des chronischen Koronarsyndroms

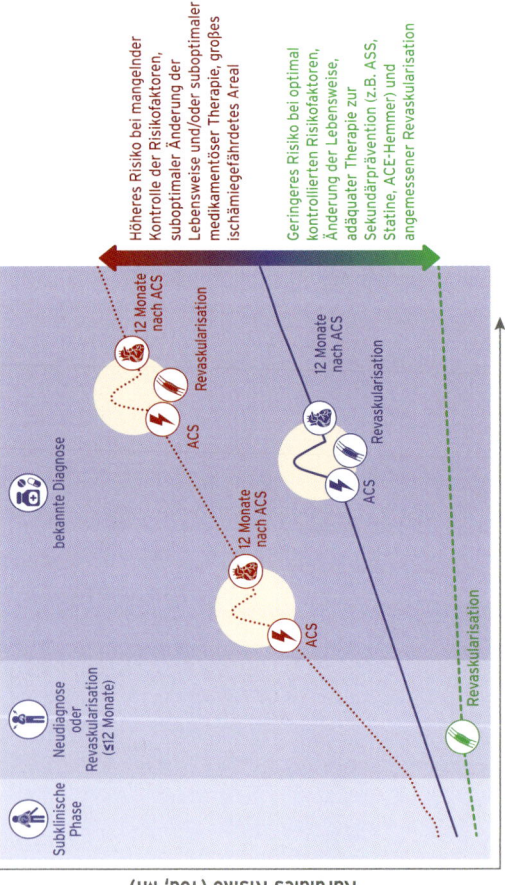

In den einzelnen Abschnitten dieser Leitlinien werden die wichtigsten klinischen Szenarien des chronischen Koronarsyndroms besprochen. Dieser Aufbau soll die Anwendung der Leitlinien in der klinischen Praxis vereinfachen.

©ESC

**Abbildung 2:** Neue oder überarbeitete Konzepte in den Leitlinien 2019

Die überarbeitete Leitlinie konzentriert sich auf das „Chronische Koronarsyndrom", nicht auf die stabile KHK.

Diese Änderung unterstreicht die Tatsache, dass zwischen den klinischen Erscheinungsformen der Koronaren Herzkrankheit (KHK) als akutes Koronarsyndrom (ACS) oder chronisches Koronarsyndrom (CCS) unterschieden werden kann. Der Verlauf der KHK ist ein dynamischer Prozess. Die Akkumulation atherosklerotischer Plaques und die daraus resultierende Beeinträchtigung der Koronarzirkulation können durch Änderungen der Lebensweise, medikamentöse Therapien und Revaskularisation positiv beeinflusst werden, was zu einer Stabilisierung oder einem Rückgang der Erkrankung führen kann.

In den aktuellen Leitlinien zum CCS werden die sechs häufigsten klinischen Szenarien vorgestellt:

(i) Patienten mit vermuteter KHK und stabiler anginöser Symptomatik und/oder Dyspnoe

(ii) Patienten mit neu diagnostizierter Herzinsuffizienz (HF) oder linksventrikulärer Dysfunktion und Verdacht auf KHK

(iii) asymptomatische Patienten und symptomatische Patienten mit stabiler Symptomatik <1 Jahr nach ACS oder Patienten mit kürzlich erfolgter Revaskularisation

(iv) asymptomatische und symptomatische Patienten >1 Jahr nach Erstdiagnose oder Revaskularisation

(v) Patienten mit Angina Pectoris und Verdacht auf vasospastische oder mikrovaskuläre Erkrankung

(vi) asymptomatische Patienten, bei denen beim Screening eine KHK erkannt wird

Die Vortestwahrscheinlichkeiten (VTW) einer KHK auf Grundlage von Alter, Geschlecht und Art der Symptome wurden grundlegend überarbeitet. Außerdem wurde die Formulierung „Klinische Wahrscheinlichkeit einer KHK" hinzugefügt, bei der verschiedene Risikofaktoren für die KHK als Modifikatoren der VTW berücksichtigt werden. Aktualisiert wurden außerdem die Empfehlungen zu diagnostischen Instrumenten in verschiedenen Patientengruppen, anhand derer eine KHK als Diagnose in Betracht gezogen oder ausgeschlossen werden kann.

In den Leitlinien wird die entscheidende Rolle einer gesunden Lebensweise und anderer Präventionsmaßnahmen zur Verringerung des Risikos kardiovaskulärer Folgeereignisse und kardiovaskulärer Sterblichkeit betont.

©ESC

**Abbildung 3: Die wichtigsten Neuerungen in den Empfehlungen**

Bei symptomatischen Patienten, bei denen alleine anhand der klinischen Einschätzung eine stenosierende KHK nicht ausgeschlossen werden kann, wird eine nicht-invasive, funktionelle Bildgebung zur Detektion myokardialer Ischämie oder ein Koronar-CT als initialer Test zur Diagnose einer KHK empfohlen.

Die Auswahl des initialen nicht-invasiven diagnostischen Tests sollte sich nach der klinischen Wahrscheinlichkeit einer KHK und nach weiteren Aspekten des Zustands des Patienten richten, die die Aussagefähigkeit der Tests beeinflussen, sowie nach der lokalen Expertise und den zur Verfügung stehenden Tests.

Die funktionelle Bildgebung wird bei Verdacht auf eine Myokardischämie empfohlen, wenn ein Koronar-CT Anhalt für eine KHK mit unklarer Relevanz ergeben hat oder nicht diagnoseweisend ist.

Die invasive Koronarangiographie für die Diagnose einer KHK wird als Alternative empfohlen, sofern beim Patienten eine hohe klinische Wahrscheinlichkeit und eine schwere, medikamentös refraktäre Symptomatik oder eine typische Angina Pectoris bei geringer körperlicher Aktivität vorliegen und die klinische Beurteilung auf eine Hochrisikokonstellation hindeutet. Zur Beurteilung von Stenosen ist vor einer Revaskularisation eine invasive funktionelle Untersuchung zu nutzen, sofern es sich nicht um sehr hochgradige Stenosen (Lumeneinengung >90%) handelt.

Bei Einleitung einer oralen Antikoagulationstherapie bei Patienten mit Vorhofflimmern, die mit NOAK behandelt werden können, sollten diese einem VKA vorgezogen werden.

Langzeit-OAK (NOAK oder VKA mit Zeit im therapeutischen Bereich >70%) wird bei Patienten mit Vorhofflimmern und einem $CHA_2DS_2$-VASc-Score von ≥2 Punkten bei Männern und ≥3 Punkten bei Frauen empfohlen.

Bei Patienten (Post-PCI mit Vorhofflimmern oder anderer Indikation für OAK), die mit NOAK behandelt werden können, ist ein NOAK (Apixaban 5 mg 2x tgl., Dabigatran 150 mg 2x tgl., Edoxaban 60 mg 1x tgl. oder Rivaroxaban 20 mg 1x tgl.) einem VKA kombiniert mit antithrombozytärer Therapie vorzuziehen.

©ESC

# 1. Präambel

Diese Pocket-Leitlinie ist eine von der Deutschen Gesellschaft für Kardiologie – Herz- und Kreislaufforschung e.V. (DGK) übernommene Stellungnahme der European Society of Cardiology (ESC), die den gegenwärtigen Erkenntnisstand wiedergibt und Ärzten* die Entscheidungsfindung zum Wohle ihrer Patienten erleichtern soll. Die Leitlinie ersetzt nicht die ärztliche Evaluation des individuellen Patienten und die Anpassung der Diagnostik und Therapie an dessen spezifische Situation.

Die Erstellung dieser Leitlinie ist durch eine systematische Aufarbeitung und Zusammenstellung der besten verfügbaren wissenschaftlichen Evidenz gekennzeichnet. Das vorgeschlagene Vorgehen ergibt sich aus der wissenschaftlichen Evidenz, wobei randomisierte, kontrollierte Studien bevorzugt werden. Der Zusammenhang zwischen der jeweiligen Empfehlung und dem zugehörigen Evidenzgrad ist gekennzeichnet.

## Empfehlungsgrade

| | Definition | Empfohlene Formulierung |
|---|---|---|
| I | Evidenz und/oder allgemeine Übereinkunft, dass eine Therapieform oder eine diagnostische Maßnahme effektiv, nützlich oder heilsam ist | wird empfohlen / ist indiziert |
| II | Widersprüchliche Evidenz und/oder unterschiedliche Meinungen über den Nutzen/die Effektivität einer Therapieform oder einer diagnostischen Maßnahme | |
| IIa | Evidenzen/Meinungen favorisieren den Nutzen bzw. die Effektivität einer Maßnahme | sollte erwogen werden |
| IIb | Nutzen/Effektivität einer Maßnahme ist weniger gut durch Evidenzen/Meinungen belegt | kann erwogen werden |
| III | Evidenz und/oder allgemeine Übereinkunft, dass eine Therapieform oder eine diagnostische Maßnahme nicht effektiv, nicht nützlich oder nicht heilsam ist und im Einzelfall schädlich sein kann | wird nicht empfohlen |

©ESC

## Evidenzgrade

| | |
|---|---|
| A | Daten aus mehreren, randomisierten klinischen Studien oder Meta-Analysen |
| B | Daten aus einer randomisierten klinischen Studie oder mehreren großen nicht randomisierten Studien |
| C | Konsensusmeinung von Experten und/oder kleinen Studien, retrospektiven Studien oder Registern |

©ESC

* Aus Gründen der Lesbarkeit wird darauf verzichtet, geschlechterspezifische Formulierungen zu verwenden. Personenbezogene Bezeichnungen beziehen sich auf alle Geschlechter.

## 2019 ESC Guidelines on the diagnosis and management of chronic coronary syndromes*

The Task Force for the diagnosis and management of chronic coronary syndromes
of the European Society of Cardiology (ESC)

### Chairpersons

**Juhani Knuuti**
Turku University Hospital
Kiinamyllynkatu 4-8,
FI-20520 Turku, Finland.
Tel: +358500592998
E-Mail: **juhani.knuuti@tyks.fi**

**William Wijns**
The Lambe Institute for Translational
Medicine and Curam, National University
of Ireland, Galway, University Road,
Galway, Ireland, H91 TK33.
Tel: +35391524411
E-Mail: **william.wyns@nuigalway.ie**

**Task Force Members:**
Antti Saraste (Finland), Davide Capodanno (Italy), Emanuele Barbato (Italy), Christian Funck-Brentano (France), Eva Prescott (Denmark), Robert F. Storey (United Kingdom), Christi Deaton (United Kingdom), Thomas Cuisset (France), Stefan Agewall (Norway), Kenneth Dickstein (Norway), Thor Edvardsen (Norway), Javier Escaned (Spain), Bernard Gersh (United States of America), Pavel Svitil (Czeck Republic), Martine Gilard (France), David Hasdai (Israel), Robert Hatala (Slovak Republic), Felix Mahfoud (Germany), Josep Masip (Spain), Claudio Muneretto (Italy), Marco Valgimigli (Switzerland), Stephan Achenbach (Germany), Jeroen J. Bax (Netherlands).

**ESC entities having participated in the development of this document:**
**Associations:** Acute Cardiovascular Care Association (ACCA), Association of Cardiovascular Nursing & Allied Professions (ACNAP), European Association of Cardiovascular Imaging (EACVI), European Association of Preventive Cardiology (EAPC), European Association of Percutaneous Cardiovascular Interventions (EAPCI), European Heart Rhythm Association (EHRA), Heart Failure Association (HFA).
**Councils:** Council for Cardiology Practice.
**Working Groups:** Atherosclerosis and Vascular Biology, Cardiovascular Pharmacotherapy, Cardiovascular Surgery, Coronary Pathophysiology and Microcirculation, Thrombosis.

Special thanks to Bernard Iung and Iain A. Sympson, CPG Member having contributed to the review of these Pocket Guidelines.

Wir bedanken uns bei Ali El-Armouche für die abschließende Durchsicht der Dosierungsempfehlungen.

### Bearbeitet von:

Helge Möllmann (Dortmund), Johann Bauersachs (Hannover)#, David Leistner (Berlin), Christian Schulze (Jena), Udo Sechtem (Stuttgart)

#Für die Kommission für Klinische Kardiovaskuläre Medizin der DGK

* Adapted from the "2019 ESC Guidelines on the diagnosis and management of chronic coronary syndromes" (European Heart Journal; 2019 - 10.1093/eurheartj/ehz425).

Patienten, die eine ASS-Monotherapie, DAPT oder OAK-Monotherapie erhalten und bei denen ein hohes Risiko für gastrointestinale Blutungen besteht, sollten zugleich einen Protonenpumpenhemmer einnehmen.

Lipidsenker: Können die Therapieziele bei Einnahme der höchsten verträglichen Dosierung von Statinen nicht erreicht werden, wird eine Kombinationstherapie mit Ezetimib empfohlen.

Lipidsenker: Für Patienten mit sehr hohem Risiko, bei denen die Therapieziele bei Einnahme der höchsten verträglichen Dosis von Statinen und Ezetimib nicht erreicht werden, wird eine Kombinationstherapie mit einem PCSK9-Hemmer empfohlen.

Die SGLT-2-Hemmer Empagliflozin, Canagliflozin oder Dapagliflozin werden für Patienten mit DM und kardiovaskulärer Erkrankung empfohlen.

Die GLP-1-Rezeptor-Agonisten Liraglutid und Semaglutid werden für Patienten mit DM und kardiovaskulärer Erkrankung empfohlen.

Eine invasive Koronarangiographie einschließlich Möglichkeit der funktionellen Evaluierung sollte zur Diagnose einer KHK bei Patienten mit einem nicht eindeutigen nicht-invasiven Testergebnis erwogen werden.

Ein Koronar-CT sollte als Alternative zur invasiven Angiographie erwogen werden, wenn ein anderer, nicht-invasiver Test nicht eindeutig oder nicht diagnoseweisend ist.

Die Gabe einer zweiten antithrombotischen Substanz zusätzlich zu ASS sollte bei Patienten mit einem hohen Risiko für ischämische Ereignisse und ohne hohes Blutungsrisiko mit dem Ziel der sekundären Langzeitprävention erwogen werden.

Langzeit-OAK (VKA mit >70% der Zeit im therapeutischen Bereich oder NOAK) sollte bei Patienten mit Vorhofflimmern und einem $CHA_2DS_2$-VASc-Score von 1 Punkt bei Männern und 2 Punkten bei Frauen erwogen werden.

©ESC

Wird bei der Anwendung von Rivaroxaban das Blutungsrisiko höher eingeschätzt als die Risiken einer Stentthrombose oder eines ischämischen Schlaganfalls, sollte erwogen werden für die Dauer der gleichzeitigen antithrombozytären Einfach- oder Zweifachtherapie die Einnahme von Rivaroxaban 15 mg 1x tgl. gegenüber der Einnahme von 20 mg 1x tgl. zu bevorzugen.

Wird bei der Anwendung von Dabigatran das Blutungsrisiko höher eingeschätzt als die Risiken einer Stentthrombose oder eines ischämischen Schlaganfalls, sollte erwogen werden für die Dauer der gleichzeitigen antithrombozytären Einfach- oder Zweifachtherapie die Einnahme von Dabigatran 110 mg 2x tgl. gegenüber der Einnahme von 150 mg 2x tgl. zu bevorzugen.

Bei Patienten mit Vorhofflimmern oder einer anderen Indikation für OAK mit unkomplizierter PCI sollte das frühzeitige Absetzen von ASS (≤1 Woche) und eine duale Therapie mit OAK und Clopidogrel erwogen werden, wenn das Risiko einer Stentthrombose gering ist oder das Blutungsrisiko unabhängig vom verwendeten Stent höher eingeschätzt wird als die Risiken einer Stentthrombose.

Patienten nach PCI mit Vorhofflimmern oder einer anderen Indikation für OAK: Dreifachtherapie mit ASS, Clopidogrel und einem OAK für einen Monat oder länger sollte erwogen werden, wenn das Risiko einer Stentthrombose größer ist als das Blutungsrisiko. Die Gesamtdauer (≤6 Monate) ist entsprechend der Beurteilung dieser Risiken bei der Entlassung aus dem Krankenhaus eindeutig anzugeben.

Bei Patienten mit Indikation für einen VKA in Kombination mit ASS und/oder Clopidogrel sollte die Dosisintensität des VKA sorgfältig eingestellt werden mit einem INR-Ziel im Bereich von 2,0–2,5 und einer Zeit im therapeutischen Bereich >70%.

Die Gabe eines ACE-Hemmers sollte bei Patienten mit chronischem Koronarsyndrom mit sehr hohem Risiko für unerwünschte kardiovaskuläre Ereignisse erwogen werden.

©ESC

**Abbildung 3:** Die wichtigsten Neuerungen in den Empfehlungen (Fortsetzung)

Bei Patienten mit einem moderat erhöhten Risiko für ischämische Ereignisse und ohne hohes Blutungsrisiko kann zusätzlich zu ASS die Gabe einer weiteren antithrombotischen Substanz mit dem Ziel der sekundären Langzeitprävention erwogen werden.

Patienten nach PCI mit Vorhofflimmern oder anderer Indikation für OAK: Bei mäßigem bis hohem Stentthromboserisiko kann unabhängig von der Art des verwendeten Stents eine duale Therapie mit OAK und Ticagrelor oder Prasugrel als Alternative zur Dreifachtherapie mit OAK, ASS und Clopidogrel erwogen werden.

Ein System zur Koronarsinus-Verengung kann mit dem Ziel der Verbesserung der Symptomatik bei stark beeinträchtigender Angina Pectoris erwogen werden, die trotz optimaler medikamentöser Therapie und Revaskularisation bestehen bleibt.

Ein Koronar-CT wird nicht empfohlen bei ausgedehnter Koronarverkalkung, unregelmäßiger Herzfrequenz, starkem Übergewicht, Unfähigkeit zur Kooperation bei Atemmanövern oder anderen Umständen, die die Bildqualität beeinträchtigen könnten.

©ESC

| Empfehlungs-grad I | Empfehlungs-grad IIa | Empfehlungs-grad IIb | Empfehlungs-grad III |

| 2013 | | 2019 | |
|---|---|---|---|
| Ein Belastungs-EKG wird als Basistest zur Diagnose einer möglichen stabilen KHK bei Patienten mit symptomatischer Angina Pectoris und einer mittleren VTW für eine KHK (15–65 %) ohne antiischämische Medikation empfohlen, es sei denn, körperliche Aktivität ist nicht möglich oder es treten Veränderungen des EKG auf, die dessen Beurteilung unmöglich machen. | I | Ein Belastungs-EKG wird bei bestimmten Patienten zur Beurteilung von Belastungstoleranz, Symptomatik, Arrhythmien, Blutdruckverhalten und Ereignisrisiko empfohlen. | I |
| | | Ein Belastungs-EKG kann als alternative Untersuchung erwogen werden, um eine KHK als Diagnose in Betracht zu ziehen oder auszuschließen, wenn keine andere nicht-invasive oder invasive Bildgebung zur Verfügung steht. | IIb |
| Bei Patienten, bei denen eine Behandlung erfolgt, sollte ein Belastungs-EKG erwogen werden, um die Verbesserung der Symptomatik und der Ischämie einzuschätzen. | IIa | Bei Patienten, bei denen eine Behandlung erfolgt, kann ein Belastungs-EKG erwogen werden, um den Therapieerfolg hinsichtlich Symptomatik und Ischämie einzuschätzen. | IIb |
| Als Medikamente zweiter Wahl sollten je nach Herzschlagfrequenz, Blutdruck und Verträglichkeit zusätzlich lang wirksame Nitrate, Ivabradin, Nicorandil oder Ranolazin angewendet werden. | IIa | Lang wirksame Nitrate sollten als Medikamente zweiter Wahl erwogen werden, wenn die initiale Therapie mit einem Betablocker und/oder einem Non-DHP-CCB kontraindiziert ist, schlecht toleriert wird oder die Angina Pectoris-Symptomatik unzureichend kontrolliert ist. | IIa |

©ESC

| 2013 | 2019 |
|---|---|

**2013**

Als Medikament zweiter Wahl kann Trimetazidin erwogen werden.

**IIb**

**2019**

Nicorandil, Ranolazin, Ivabradin oder Trimetazidin sollten als Medikamente zweiter Wahl erwogen werden, um die Häufigkeit von Angina-Pectoris-Anfällen zu verringern und die Belastungstoleranz derjenigen Patienten zu verbessern, bei denen eine Unverträglichkeit oder Kontraindikationen gegenüber Betablockern, Kalziumantagonisten und lang wirksamen Nitraten besteht oder deren Symptomatik durch diese Medikamente nicht ausreichend kontrolliert werden kann.

**IIa**

Bei ausgewählten Patienten kann als Erstlinientherapie je nach Herzfrequenz, Blutdruck und Verträglichkeit eine Kombination aus Betablocker oder Kalziumantagonist und Medikamenten zweiter Wahl (Ranolazin, Nicorandil, Ivabradin, Trimetazidin) erwogen werden.

**IIb**

©ESC

| 2013 | | 2019 | |
|---|---|---|---|
| Bei Verdacht auf koronare mikrovaskuläre Dysfunktion: Eine intrakoronare Acetylcholin-Testung und die intrakoronare Gabe von Adenosin mit Dopplermessung können während einer Koronarangiographie erwogen werden, falls das Angiogramm normal erscheint. Dabei kann die endothelabhängige und nicht-endothelabhängige koronare Flussreserve bestimmt und eine Neigung zu mikrovaskulären/epikardialen Vasospasmen erkannt werden. | IIb | Eine Katheter-basierte Bestimmung der koronaren Flussreserve und/oder des mikrovaskulären Widerstands sollte bei Patienten mit anhaltenden Symptomen erwogen werden, deren Koronararterien entweder angiographisch normal erscheinen oder moderate Stenosen mit nicht-pathologischer iwFR/FFR aufweisen. | IIa |
| | | Bei Verdacht auf mikrovaskuläre Vasospasmen kann eine intrakoronare Acetylcholingabe unter EKG-Überwachung während einer Angiographie erwogen werden, falls die Koronararterien angiographisch normal erscheinen oder moderate Stenosen mit normaler iwFR/FFR vorliegen. | IIb |

©ESC

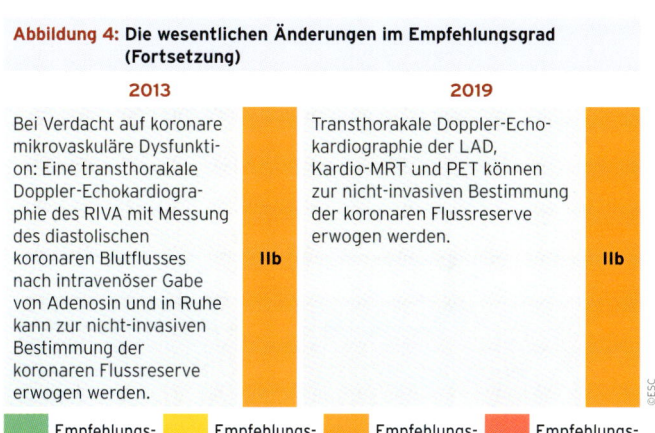

**Abbildung 4: Die wesentlichen Änderungen im Empfehlungsgrad (Fortsetzung)**

**2013**

Bei Verdacht auf koronare mikrovaskuläre Dysfunktion: Eine transthorakale Doppler-Echokardiographie des RIVA mit Messung des diastolischen koronaren Blutflusses nach intravenöser Gabe von Adenosin und in Ruhe kann zur nicht-invasiven Bestimmung der koronaren Flussreserve erwogen werden.

IIb

**2019**

Transthorakale Doppler-Echokardiographie der LAD, Kardio-MRT und PET können zur nicht-invasiven Bestimmung der koronaren Flussreserve erwogen werden.

IIb

©ESC

Empfehlungsgrad I

Empfehlungsgrad IIa

Empfehlungsgrad IIb

Empfehlungsgrad III

## 3. Patienten mit Angina Pectoris und/oder Dyspnoe und Verdacht auf Koronare Herzkrankheit

### Basisuntersuchungen, Diagnose und Risikoeinschätzung

Der allgemeine Ansatz bei der initialen diagnostischen Einschätzung von Patienten mit Angina Pectoris und Verdacht auf eine stenosierende KHK wird in 6 Schritten beschrieben und in Abbildung 5 dargestellt. Im Anschluss ist eine adäquate Therapie einzuleiten, die Änderungen der Lebensweise, eine medikamentöse Therapie und gegebenenfalls eine Revaskularisation umfasst.

**Abbildung 5: Schrittweiser Ansatz zur diagnostischen Einschätzung vo**

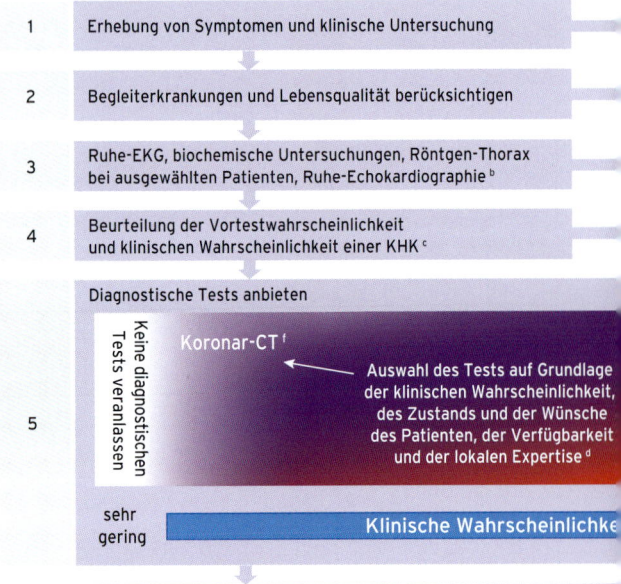

1     Erhebung von Symptomen und klinische Untersuchung

2     Begleiterkrankungen und Lebensqualität berücksichtigen

3     Ruhe-EKG, biochemische Untersuchungen, Röntgen-Thorax bei ausgewählten Patienten, Ruhe-Echokardiographie [b]

4     Beurteilung der Vortestwahrscheinlichkeit und klinischen Wahrscheinlichkeit einer KHK [c]

Diagnostische Tests anbieten

Keine diagnostischen Tests veranlassen

Koronar-CT [f]

Auswahl des Tests auf Grundlage der klinischen Wahrscheinlichkeit, des Zustands und der Wünsche des Patienten, der Verfügbarkeit und der lokalen Expertise [d]

5

sehr gering

Klinische Wahrscheinlichke

6     Auswahl der geeigneten Therapie auf Grundlage von Symptomatik un

[a] Bei Unsicherheiten hinsichtlich der Diagnose KHK kann es angebracht sein, vor Einleitung einer Behandlung eine Ischämietestung mittels nicht-invasiver funktioneller Bildgebung durchzuführen.

[b] Kann bei sehr jungen, gesunden Patienten mit starkem Verdacht auf extrakardiale Ursache der Brustschmerzen sowie bei multimorbiden Patienten ausgelassen werden, bei denen das Echokardiogramm keine Auswirkungen auf die spätere Behandlung hat.

[c] Belastungs-EKG zur Beurteilung von Symptomen, Arrhythmien, Belastungstoleranz, Blutdruckantwort und Risikokonstellation bei ausgewählten Patienten.

[d] Fähigkeit zur körperlichen Belastung, individuelle, testbezogene Risiken und Wahrscheinlichkeit für den Erhalt eines diagnostischen Testergebnisses.

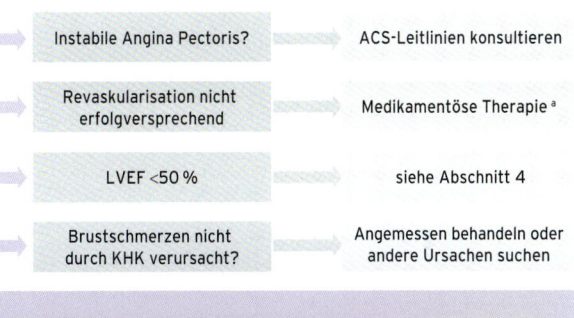

| Instabile Angina Pectoris? | ACS-Leitlinien konsultieren |
| Revaskularisation nicht erfolgversprechend | Medikamentöse Therapie [a] |
| LVEF <50 % | siehe Abschnitt 4 |
| Brustschmerzen nicht durch KHK verursacht? | Angemessen behandeln oder andere Ursachen suchen |

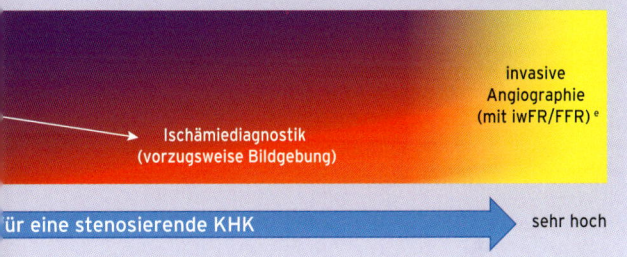

invasive Angiographie (mit iwFR/FFR) [e]

Ischämiediagnostik (vorzugsweise Bildgebung)

**für eine stenosierende KHK**     sehr hoch

**Risikokonstellation** [g]

[e] Hohe klinische Wahrscheinlichkeit und mangelndes symptomatisches Ansprechen auf die medizinische Behandlung, Hochrisikokonstellation in der klinischen Beurteilung (z. B. ST-Streckensenkung in Kombination mit Symptomen bei geringer Belastung oder systolische Dysfunktion, die auf eine KHK hindeutet) oder unsichere Diagnose bei nicht-invasiver Testung.

[f] Funktionelle Bildgebung für Ausschluss oder Bestätigung einer Myokardischämie, wenn KHK anhand der Koronar-CT nicht klassifiziert werden kann oder Koronar-CT nicht diagnostisch.

[g] Angina Pectoris ohne Obstruktion der epikardialen Koronararterien erwägen.

## Schritt 1: Anzeichen und Symptome

Die Schmerzcharakteristik, die durch eine Myokardischämie hervorgerufen wird (Angina Pectoris), kann in vier Bereiche gegliedert werden: Ort, Art, Dauer und Zusammenhang mit Belastung und anderen erschwerenden oder mildernden Faktoren. Definitionen für die typische und die atypische Angina Pectoris sind in Tabelle 3 aufgeführt.

**Tabelle 3: Traditionelle klinische Klassifikation der Symptome bei Verdacht auf Angina Pectoris**

| | |
|---|---|
| **Typische Angina Pectoris** | Erfüllt alle drei der folgenden Bedingungen:<br>1 Retrosternale Schmerzen oder im Bereich von Hals, Kiefer, Schulter oder Arm<br>2 hervorgerufen durch körperliche Anstrengung<br>3 Besserung innerhalb von fünf Minuten durch Ruhe und/oder Nitrate. |
| **Atypische Angina Pectoris** | Erfüllt zwei der o.g. Bedingungen. |
| **Nicht-anginöser Brustschmerz** | Erfüllt nur eine oder keine der o.g. Bedingungen. |

©ESC

Eine De-novo-Angina gilt normalerweise als instabile Angina (IAP). Tritt sie jedoch erstmalig bei großer Anstrengung auf und klingt in Ruhe ab, fallen die Beschwerden eher unter die Definition des CCS. Bei Patienten mit IAP und niedriger Risikokonstellation wird empfohlen, nach Abklingen der instabilen Phase zur Diagnose- und Prognosestellung die in diesen Leitlinien enthaltenen Schemata anzuwenden.

## Schritt 2: Komorbiditäten und andere Ursachen für Symptome

Vor jeder Entscheidung über diagnostische Tests sind der allgemeine Gesundheitszustand des Patienten, Begleiterkrankungen und die Lebensqualität zu beurteilen. Stellt eine Revaskularisation keine akzeptable Option dar, können die verbleibenden Untersuchungen auf ein vertretbares Minimum reduziert werden. Eine adäquate Therapie ist einzuleiten, versuchsweise auch mit einer antianginösen Therapie, selbst wenn die Diagnose KHK nicht vollständig bestätigt wurde.

## Schritt 3: Basisuntersuchungen

Die primären diagnostischen Untersuchungen bei Verdacht auf KHK umfassen die laborchemischen Standarduntersuchungen, ein Ruhe-EKG, in manchen Fällen ein ambulantes Langzeit-EKG, eine Ruhe-Echokardiographie sowie bei ausgewählten Patienten eine Röntgen-Thorax-Untersuchung.

**Empfehlungen für Basis-Laboruntersuchungen bei Patienten mit Verdacht auf KHK**

| Empfehlungen | Empf.-grad | Evidenz-grad |
|---|---|---|
| Wenn Hinweise auf eine klinische Instabilität oder ein akutes Koronarsyndrom vorliegen, werden wiederholte Troponin-Messungen – vorzugsweise mit Assays hoher oder ultrahoher Sensitivität – empfohlen, um ACS-bedingte Myokardnekrosen auszuschließen. | I | A |

**Folgende Untersuchungen werden bei allen Patienten empfohlen:**

| Empfehlungen | Empf.-grad | Evidenz-grad |
|---|---|---|
| ❯ Blutbild (einschließlich Hämoglobin) | I | B |
| ❯ Bestimmung des Kreatinins und Abschätzung der Nierenfunktion | I | A |
| ❯ Lipidprofil (einschließlich LDL-Cholesterin) | I | A |
| Es wird empfohlen, dass bei Patienten mit vermutetem oder gesichertem chronischen Koronarsyndrom ein Screening auf das mögliche Vorliegen eines Diabetes mellitus Typ 2 anhand der Bestimmung des HbA1c und der Nüchtern-Plasma-Glukose durchgeführt wird. Ein oraler Glukosetoleranztest sollte zusätzlich erfolgen, wenn die Messungen von HbA1c und Nüchtern-Plasma-Glukose nicht aussagekräftig sind. | I | B |
| Besteht ein klinischer Verdacht auf eine Schilddrüsenerkrankung, wird eine Untersuchung der Schilddrüsenfunktion empfohlen. | I | C |

LDL = low-density lipoprotein

©ESC

**Empfehlungen zum Ruhe-EKG bei der Erstuntersuchung von Patienten mit Verdacht auf Koronare Herzkrankheit**

| Empfehlungen | Empf.-grad | Evidenz-grad |
|---|---|---|
| Ein 12-Kanal-Ruhe-EKG wird bei allen Patienten mit Brustschmerz ohne offensichtliche extrakardiale Ursache empfohlen. | I | C |
| Ein 12-Kanal-Ruhe-EKG wird bei allen Patienten während oder sofort nach einer Brustschmerzepisode empfohlen, wenn der Verdacht auf eine klinische Instabilität der KHK besteht. | I | C |
| Während supraventrikulärer Tachyarrhythmien aufgezeichnete ST-Streckenveränderungen dürfen nicht als Beleg für eine KHK gewertet werden. | III | C |

©ESC

**Langzeit-EKG zur initialen diagnostischen Einschätzung von Patienten mit Verdacht auf Koronare Herzkrankheit**

| Empfehlungen | Empf.-grad | Evidenz-grad |
|---|---|---|
| Ein Langzeit-EKG wird bei Patienten mit Brustschmerzen und vermuteter Arrhythmie empfohlen. | I | C |
| Ein Langzeit-EKG, vorzugsweise 12-Kanal-Überwachung, sollte bei Patienten mit vermuteter vasospastischer Angina erwogen werden. | IIa | C |
| Ein Langzeit-EKG sollte nicht als Routineuntersuchung bei Verdacht auf ein chronisches Koronarsyndrom angewendet werden. | III | C |

©ESC

**Empfehlung für Ruhe-Echokardiographie und Kardio-MRT zur initialen diagnostischen Einschätzung von Patienten mit Verdacht auf Koronare Herzkrankheit**

| Empfehlungen | Empf.-grad | Evidenz-grad |
|---|---|---|
| Eine transthorakale Echokardiographie in Ruhe wird bei allen Patienten empfohlen um: a) andere Ursachen für Angina Pectoris auszuschließen b) regionale Wandbewegungsstörungen zu erkennen, die auf eine KHK hindeuten c) die LVEF zur Risikostratifizierung zu messen d) die diastolische Funktion zu beurteilen. | I | B |
| Eine Carotis-Duplexsonographie durch entsprechend geschultes Personal sollte erwogen werden, um bei Patienten mit Verdacht auf chronisches Koronarsyndrom ohne bekannte atherosklerotische Erkrankung mögliche Plaques zu erkennen. | IIa | C |
| Bei nicht konklusiver Echokardiographie kann eine Kardio-MRT erwogen werden. | IIb | C |

©ESC

**Empfehlungen für die Röntgen-Thorax-Untersuchung zur initialen diagnostischen Einschätzung von Patienten mit Verdacht auf Koronare Herzkrankheit**

| Empfehlungen | Empf.-grad | Evidenz-grad |
|---|---|---|
| Eine Röntgen-Thorax-Untersuchung wird bei Patienten mit einem atypischen klinischen Bild, Anzeichen und Symptomen einer Herzinsuffizienz oder Verdacht auf Lungenerkrankung empfohlen. | I | C |

©ESC

## Schritt 4: Beurteilung der Vortestwahrscheinlichkeit und der klinischen Wahrscheinlichkeit einer KHK

Die Wahrscheinlichkeit für das Vorliegen einer stenosierenden KHK unterliegt dem Einfluss der Prävalenz der Erkrankung in der untersuchten Population sowie der klinischen Charakteristika des Patienten. In diesen Leitlinien wird ein neues, einfaches Prädiktionsmodell vorgestellt (Tabelle 4), das auch Patienten mit dem Hauptsymptom Dyspnoe einschließt. Das Modell kann zur Beurteilung der Vortestwahrscheinlichkeit (VTW) einer stenosierenden KHK ausgehend von Alter, Geschlecht und Symptomatik angewandt werden. Der Bedarf an nicht-invasiven und invasiven Untersuchungen bei Patienten mit Verdacht auf eine stabile KHK kann so deutlich verringert werden.

**Tabelle 4: Vortestwahrscheinlichkeit einer Koronaren Herzkrankheit**

| Alter | Typisch | | Atypisch | | Nicht-anginös | | Dyspnoe[a] | |
|---|---|---|---|---|---|---|---|---|
| | m | w | m | w | m | w | m | w |
| 30-39 | 3% | 5% | 4% | 3% | 1% | 1% | 0% | 3% |
| 40-49 | 22% | 10% | 10% | 6% | 3% | 2% | 12% | 3% |
| 50-59 | 32% | 13% | 17% | 6% | 11% | 3% | 20% | 9% |
| 60-69 | 44% | 16% | 26% | 11% | 22% | 6% | 27% | 14% |
| 70+ | 52% | 27% | 34% | 19% | 24% | 10% | 32% | 12% |

m = männlich; w = weiblich.

[a] Neben dem klassischen Diamond-Forrester-Modell sind auch Patienten mit Dyspnoe als einzigem Symptom oder Leitsymptom berücksichtigt. Die dunkelgrün unterlegten Bereiche fassen die Patientengruppen zusammen, in denen nicht-invasive Testungen den größten Nutzen aufweisen (Vortestwahrscheinlichkeit >15 %). Die hellgrün unterlegten Bereiche fassen die Patientengruppen mit einer Vortestwahrscheinlichkeit einer KHK zwischen 5 und 15 % zusammen. Innerhalb dieser Gruppen können weitere diagnostische Testverfahren nach Beurteilung der allgemeinen klinischen Wahrscheinlichkeit (siehe Abbildung 6) erwogen werden.

**Abbildung 6: Klinische Wahrscheinlichkeit einer Koronaren Herzkrankheit** (besonders wichtig zur genaueren Bestimmung der Wahrscheinlichkeit einer KHK bei Patienten mit einer VTW von 5-15% auf Grundlage von Alter, Geschlecht und Symptomatik, Tabelle 4 ).

VTW auf Grundlage von Geschlecht, Alter und Symptomatik (Tabelle 4)

verringert
die Wahrscheinlichkeit:
• normales Belastungs-EKG [a]
• kein Koronar-Kalk im CT
  (Agatston-Score = 0) [a]

erhöht die Wahrscheinlichkeit:
• Risikofaktoren für eine KHK
  (Dyslipidämie, Diabetes,
  Hypertonie, Rauchen,
  KHK-pos. Familienanamnese)
• Änderungen des Ruhe-EKG
  (Q-Zacke oder ST-Strecken/
  T-Wellenveränderungen)
• auf KHK deutende
  LV-Dysfunktion
• auffälliges Belastungs-EKG [a]
• Koronarkalk im CT [a]

Klinische Wahrscheinlichkeit einer KHK

CT=Computertomographie.
[a] falls verfügbar

©ESC

## Schritt 5: Auswahl geeigneter Testverfahren

Bei Patienten, bei denen eine Revaskularisation aufgrund von Begleiterkrankungen und der allgemeinen Lebensqualität nicht sinnvoll ist, kann die Diagnose KHK klinisch gestellt werden. Die Behandlung erfolgt ausschließlich medikamentös. Bei Unsicherheiten hinsichtlich der Diagnose KHK ist es angebracht, vor Einleitung einer Behandlung eine Ischämietestung mittels nicht-invasiver funktioneller Bildgebung durchzuführen. Zur Bestätigung einer stenosierenden KHK stehen funktionelle und anatomische Diagnostik zur Verfügung (Abbildung 7).

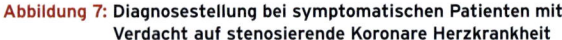

**Abbildung 7:** Diagnosestellung bei symptomatischen Patienten mit Verdacht auf stenosierende Koronare Herzkrankheit

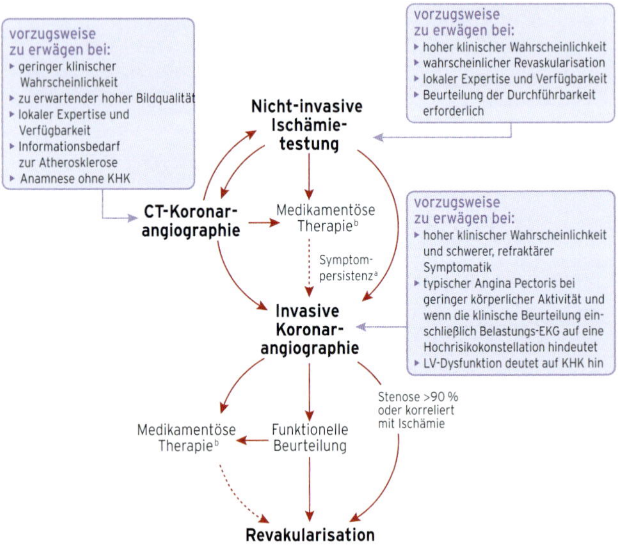

vorzugsweise zu erwägen bei:
▸ geringer klinischer Wahrscheinlichkeit
▸ zu erwartender hoher Bildqualität
▸ lokaler Expertise und Verfügbarkeit
▸ Informationsbedarf zur Atherosklerose
▸ Anamnese ohne KHK

vorzugsweise zu erwägen bei:
▸ hoher klinischer Wahrscheinlichkeit
▸ wahrscheinlicher Revaskularisation
▸ lokale Expertise und Verfügbarkeit
▸ Beurteilung der Durchführbarkeit erforderlich

**Nicht-invasive Ischämie-testung**

**CT-Koronarangiographie**

Medikamentöse Therapie[b]

Symptompersistenz[a]

**Invasive Koronarangiographie**

vorzugsweise zu erwägen bei:
▸ hoher klinischer Wahrscheinlichkeit und schwerer, refraktärer Symptomatik
▸ typischer Angina Pectoris bei geringer körperlicher Aktivität und wenn die klinische Beurteilung einschließlich Belastungs-EKG auf eine Hochrisikokonstellation hindeutet
▸ LV-Dysfunktion deutet auf KHK hin

Medikamentöse Therapie[b]

Funktionelle Beurteilung

Stenose >90 % oder korreliert mit Ischämie

**Revaskularisation**

Je nach klinischer Verfassung und gesundheitlicher Versorgungssituation kann die Abklärung der Symptome nach einer der folgenden drei Optionen beginnen: nicht-invasives Diagnoseverfahren, CT-Koronarangiographie oder invasive Koronarangiographie. Bei jedem Verfahren werden sowohl funktionelle als auch anatomische Informationen gewonnen, die Grundlage für eine angemessene Strategie bei Diagnose und Behandlung sind. Eine Modifikation der Risikofaktoren sollte für jeden Patienten erwogen werden.

[a] Mikrovaskuläre Angina erwägen.

[b] Anti-anginöse Medikation und/oder Modifikation der Risikofaktoren.

©ESC

Das Koronar-CT sollte bei Patienten mit geringerer klinischer Wahrscheinlichkeit einer KHK bevorzugt werden, bei denen keine KHK bekannt ist und bei denen mit hoher Wahrscheinlichkeit eine gute Bildqualität erreicht werden kann. Funktionelle nicht-invasive Untersuchungsverfahren sollten vorzugsweise bei Patienten mit höherer klinischer Wahrscheinlichkeit angewendet werden, wenn eine Revaskularisation wahrscheinlich erforderlich ist oder bei Patienten mit bereits früher diagnostizierter KHK. Neben der diagnostischen Genauigkeit und der klinischen Wahrscheinlichkeit richtet sich die Auswahl der nicht-invasiven Tests auch nach weiteren Patientencharakteristika, nach der lokalen Expertise und der Verfügbarkeit des jeweiligen Verfahrens. Bei Patienten mit Verdacht auf KHK und nicht-konklusiven nicht-invasiven Testergebnissen sowie als Ausnahme aufgrund regulatorischer Vorgaben bei Patienten bestimmter Berufsgruppen, ist für diagnostische Zwecke eine invasive Koronarangiographie (IKA) erforderlich.

**Empfehlungen für bildgebende Untersuchungen im Zuge der Primärdiagnostik bei symptomatischen Patienten mit Verdacht auf Koronare Herzkrankheit**

| Empfehlungen | Empf.-grad | Evidenz-grad |
|---|:---:|:---:|
| Kann anhand der klinischen Untersuchung eine stenosierende KHK nicht ausgeschlossen werden, wird bei symptomatischen Patienten als Primärdiagnostik bei Verdacht auf KHK die nicht-invasive funktionelle Bildgebung[a] oder ein Koronar-CT empfohlen. | I | B |
| Es wird empfohlen, dass sich die Auswahl der nicht-invasiven Primärdiagnostik an der klinischen Wahrscheinlichkeit einer KHK und anderen Patientencharakteristika orientiert und die Aussagekraft der Tests[b], lokale Expertise und Verfügbarkeit berücksichtigt. | I | C |
| Die funktionale Bildgebung bei vermuteter Myokardischämie wird empfohlen, wenn das Koronar-CT eine KHK von ungewisser funktioneller Bedeutung gezeigt hat oder nicht diagnoseweisend ist. | I | B |
| Die invasive Koronarangiographie wird bei der Diagnose der KHK als Alternative empfohlen, sofern eine hohe klinische Wahrscheinlichkeit und schwere, pharmakotherapierefraktäre Symptome oder eine typische Angina Pectoris bei geringer körperlicher Aktivität vorliegen und die klinische Einschätzung auf eine Hochrisikokonstellation hindeutet. Zur Beurteilung von Stenosen vor einer Revaskularisation hat zudem eine invasive funktionelle Untersuchung zu erfolgen, sofern es sich nicht um sehr hochgradige Stenosen (Lumeneinengung >90 %) handelt. | I | B |

©ESC

## Empfehlungen für bildgebende Untersuchungen im Zuge der Primärdiagnostik bei symptomatischen Patienten mit Verdacht auf Koronare Herzkrankheit (Fortsetzung)

| Empfehlungen | Empf.-grad | Evidenz-grad |
|---|---|---|
| Eine invasive Koronarangiographie mit der Möglichkeit einer funktionellen Untersuchung sollte zur Bestätigung einer KHK bei uneindeutigen nicht-invasiven Testergebnissen erwogen werden. | IIa | B |
| Ein Koronar-CT sollte als Alternative zur invasiven Angiographie erwogen werden, wenn ein anderer nicht-invasiver Test unklar oder nicht diagnoseweisend ist. | IIa | C |
| Ein Koronar-CT wird nicht empfohlen bei ausgedehnter Koronarverkalkung, unregelmäßigem Puls, starkem Übergewicht, Unfähigkeit zur Kooperation bei Atemmanövern oder anderen Faktoren, die die Bildqualität beeinträchtigen könnten. | III | C |
| Der Nachweis von Koronarkalk bei einer Computertomographie wird nicht zur Identifikation von Patienten mit stenosierender KHK empfohlen. | III | C |

[a] Belastungs-EKG, Kardio-MRT unter Belastung, Myokardszintigraphie, Positronen-Emissionstomographie.

[b] Merkmale, die die Fähigkeit zur Ausübung körperlicher Aktivität bestimmen; Wahrscheinlichkeit guter Bildqualität; zu erwartende Strahlenbelastung; Risiken oder Gegenanzeigen.

©ESC

**Empfehlungen für das Belastungs-EKG im Zuge der Primärdiagnostik bei Patienten mit Verdacht auf Koronare Herzkrankheit**

| Empfehlungen | Empf.-grad | Evidenz-grad |
|---|---|---|
| Ein Belastungs-EKG wird bei bestimmten Patienten zur Beurteilung von Belastungstoleranz, Symptomen, Arrhythmien, Blutdruckverhalten und Risikoabschätzung empfohlen.[a] | I | C |
| Ein Belastungs-EKG kann als alternative Untersuchung erwogen werden, um eine KHK-Diagnose zu stellen oder auszuschließen, wenn keine nicht-invasive Bildgebung zur Verfügung steht. | IIb | B |
| Bei Patienten unter antianginöser Behandlung kann ein Belastungs-EKG erwogen werden, um die Verbesserung der Symptomatik und der Ischämie zu beurteilen. | IIb | C |
| Ein Belastungs-EKG für diagnostische Zwecke wird nicht empfohlen bei Patienten mit ≥0,1 mV ST-Streckensenkung im Ruhe-EKG oder bei Patienten, die Digitalis einnehmen. | III | C |

[a] Wenn diese Informationen eine Auswirkung auf das diagnostische Vorgehen oder die Behandlung haben.

©ESC

## Schritt 6: Beurteilung des Risikos für Koronarereignisse

Eine Risikobeurteilung wird empfohlen, um Patienten mit Hochrisikokonstellation zu identifizieren, denen eine Revaskularisation über eine Symptomverbesserung hinaus zusätzlichen Nutzen bringen könnte.

**Tabelle 5: Definitionen eines hohen Ereignisrisikos bei verschiedenen Untersuchungsmethoden für Patienten mit gesichertem CCS[a]**

| | |
|---|---|
| **Belastungs-EKG** | kardiovaskuläre Sterblichkeit >3 % pro Jahr nach dem Duke-Treadmill-Score |
| **SPECT oder PET Myokardszintigraphie** | Ischämieregion ≥10 % des linksventrikulären Myokards |
| **Stress-Echokardiographie** | ≥3 von 16 Segmenten mit belastungs-induzierter Hypokinesie oder Akinesie |
| **CMR** | ≥2 von 16 Segmenten mit Perfusionsdefekten unter Belastung oder ≥3 Dobutamin-induziert dysfunktionale Segmente |
| **Koronar-CT oder IKA** | Drei-Gefäß-Erkrankung mit proximalen Stenosen, Hauptstammstenose, proximaler LAD-Stenose |
| **Invasive funktionelle Untersuchung** | FFR ≤0,8, iwFR ≤0,89 |

©ESC

CMR = Kardio-MRT (cardiac magnetic resonance), SPECT = Einzelphotonen-Emissions-computertomographie (single photon emission computed tomography).

[a] Ausführliche Erläuterungen finden sich in den Supplementary data zur Langfassung der Leitlinien von 2019 (https://academic.oup.com/eurheartj/article-lookup/doi/10.1093/eurheartj/ehz425#supplementary-data).

## Empfehlungen für die Risikobeurteilung

| Empfehlungen | Empf.-grad | Evidenz-grad |
|---|---|---|
| Eine Risikostratifizierung wird auf Grundlage der klinischen Beurteilung und des Ergebnisses des initial durchgeführten Tests zur Diagnose einer KHK empfohlen. | I | B |
| Eine Ruhe-Echokardiographie wird empfohlen, um bei Patienten mit vermuteter KHK die LV-Funktion zu quantifizieren. | I | C |
| Bei Patienten mit vermuteter oder neu diagnostizierter KHK wird eine Risikostratifizierung auf der Grundlage von Belastungsuntersuchungen mit Bildgebung oder eines Koronar-CT (falls die Expertise vor Ort und die Verfügbarkeit dies gestatten) oder alternativ eines Belastungs-EKG empfohlen (wenn eine ausreichende Belastung möglich ist und anhand des EKG ischämische Veränderungen erkannt werden können). | I | B |
| Bei symptomatischen Patienten mit klinischem Hochrisiko-Profil wird eine IKA ggf. mit einer FFR-Messung zur kardiovaskulären Risikostratifizierung empfohlen. Dies gilt besonders, wenn die Symptome sich nicht adäquat durch eine medikamentöse Therapie bessern lassen und zur Verbesserung der Prognose eine Revaskularisation erwogen wird. | I | A |
| Bei Patienten mit leichten oder fehlenden Symptomen unter medikamentöser Behandlung wird eine IKA ggf. mit einer FFR/iwFR-Messung empfohlen, wenn die nicht-invasive Risikostratifizierung eine Hochrisikokonstellation anzeigt und zur Verbesserung der Prognose eine Revaskularisation in Betracht gezogen wird. | I | A |
| Bei Patienten mit unklaren oder widersprüchlichen nicht-invasiven Testergebnissen sollte eine IKA ggf. mit einer FFR-Messung zur Risikostratifizierung erwogen werden. | IIa | B |

©ESC

**Empfehlungen für die Risikobeurteilung (Fortsetzung)**

| Empfehlungen | Empf.-grad | Evidenz-grad |
|---|---|---|
| Wenn ein Koronar-CT zur Risikostratifizierung zur Verfügung steht, sollte eine zusätzliche Belastungsuntersuchung mit Bildgebung erwogen werden, bevor ein Patient mit wenigen/fehlenden Symptomen zur IKA überwiesen wird. | IIa | B |
| Eine echokardiographische Beurteilung des Global Longitudinal Strain liefert zusätzliche Informationen über die LVEF und kann bei einer LVEF >35 % erwogen werden. | IIb | B |
| Eine intravaskuläre Sonographie kann für die Risikostratifizierung bei Patienten mit intermediärer Hauptstammstenose erwogen werden. | IIb | B |
| IKA wird nicht zur alleinigen Risikostratifizierung empfohlen. | III | C |

©ESC

## Änderungen der Lebensweise

Eine gesunde Lebensweise (Raucherentwöhnung, körperliche Aktivität, gesunde Ernährung, Gewichtskontrolle) verringert das Risiko kardiovaskulärer Folgeerkrankungen und die Sterblichkeit. Sie erfolgt zusätzlich zur sekundären Präventionstherapie. Bereits 6 Monate nach dem initialen Ereignis macht sich ihr Nutzen bemerkbar.

**Tabelle 6: Empfehlungen zu Änderungen der Lebensweise für Patienten mit chronischem Koronarsyndrom**

| Lebensbereich | |
|---|---|
| **Raucher-entwöhnung** | Nutzung medikamentöser und verhaltenspsychologischer Strategien, um Patienten bei der Rauchentwöhnung zu unterstützen. Vermeidung von Passivrauchen. |
| **Gesunde Ernährung** | Hoher Anteil an Gemüse, Obst und Vollkornprodukten. Aufnahme gesättigter Fette <10% der Gesamtmenge. Alkoholaufnahme <100 g/Woche oder 15 g/Tag. |
| **Körperliche Aktivität** | 30-60 min. mäßige körperliche Aktivität möglichst täglich; aber auch unregelmäßige Aktivität ist von Nutzen. |
| **Gewichts-kontrolle** | Erreichen und Erhaltung eines gesunden Körpergewichts (BMI <25 kg/m$^2$) oder Gewichtsreduktion durch Einhaltung der empfohlenen Energieaufnahme und gesteigerte körperliche Aktivität. |
| **Sonstiges** | Alle Medikamente nach Anweisung einnehmen. Sexuelle Aktivität gilt bei stabilen Patienten, die bei geringer bis mäßiger körperlicher Aktivität symptomfrei sind, als gering risikobelastet. |

©ESC

BMI = Body-Mass-Index

**Empfehlungen zu Änderungen der Lebensweise**

| Empfehlungen | Empf.-grad | Evidenz-grad |
|---|---|---|
| Zusätzlich zur medikamentösen Therapie wird die Verbesserung verschiedener Faktoren des Lebensstils empfohlen. | I | A |
| Kognitive, verhaltenspsychologische Maßnahmen werden zur Unterstützung bei der Umsetzung eines gesunden Lebensstils empfohlen. | I | A |

©ESC

**Empfehlungen zu Änderungen der Lebensweise (Fortsetzung)**

| Empfehlungen | Empf.-grad | Evidenz-grad |
|---|---|---|
| Eine kardiologische Rehabilitation auf Grundlage von körperlicher Aktivität wird als wirkungsvolles Mittel für Patienten mit chronischem Koronarsyndrom zum Erreichen eines gesunden Lebensstils und Management der Risikofaktoren empfohlen. | I | A |
| Die Einbeziehung eines multidisziplinären medizinischen Teams (Kardiologe, Hausarzt, Pflegepersonal, Ernährungsberater, Physiotherapeuten, Psychologen, Pharmakologen) wird empfohlen. | I | A |
| Psychologische Maßnahmen werden zur Behandlung einer Depression bei Patienten mit chronischem Koronarsyndrom empfohlen. | I | B |
| Die jährliche Grippeschutzimpfung wird für alle, besonders aber älteren Patienten mit chronischem Koronarsyndrom empfohlen. | I | B |

©ESC

## Pharmakologische Therapie

Die Ziele des pharmakologischen Managements bei Patienten mit chronischem Koronarsyndrom sind die Verringerung der Symptome der Angina Pectoris und der durch körperliche Aktivität hervorgerufenen Ischämie sowie die Prävention kardiovaskulärer Ereignisse. Eine optimale Behandlung kann definiert werden als Behandlung, durch die bei maximaler Adhärenz des Patienten und minimalen unerwünschten Wirkungen die Symptomatik zufriedenstellend verbessert und kardiologischen Ereignissen im Zusammenhang mit dem chronischen Koronarsyndrom vorgebeugt wird. Es liegt jedoch keine allgemeingültige Definition einer optimalen Behandlung von Patienten mit chronischem Koronarsyndrom vor. Medikamentöse Therapien müssen den Merkmalen und Vorlieben des Patienten angepasst werden. Die Standardtherapie besteht aus einem oder zwei Antianginosa und zusätzlichen Medikamenten zur Sekundärprävention kardiovaskulärer Erkrankungen.

**Abbildung 8: Schrittweise Strategie für die langfristige antiischämische medikamentöse Therapie bei Patienten mit chronischem Koronarsyndrom**

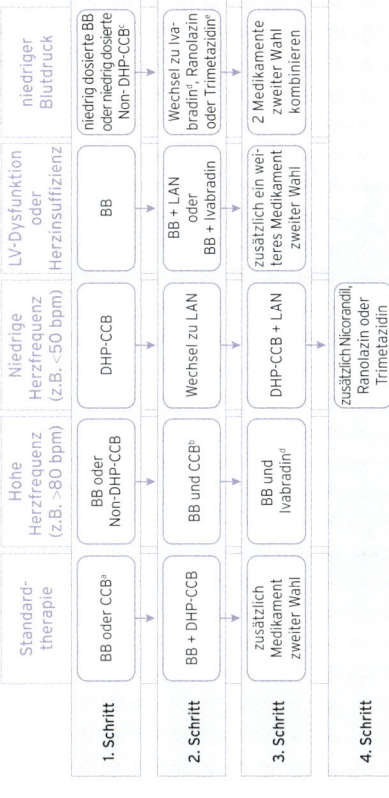

BB = Betablocker; CCB = Kalziumantagonist (verschiedene Klassen); LAN = lang wirksames Nitrat (long-acting nitrate).

[a] Kombination eines BB mit einem DHP-CCB sollte als Erstlinientherapie erwogen werden;Kombination eines BB oder eines Kalziumantagonisten mit Medikament zweiter Wahl kann als Erstlinientherapie erwogen werden. [b] Die Kombinationstherapie aus BB und Non-DHP-CCB sollte niedrig dosiert begonnen und hinsichtlich der Verträglichkeit engmaschig überwacht werden - insbesondere die Herzfrequenz und der Blutdruck. [c] Niedrig dosierte BB- oder Non-DHP-CCB-Therapie sollte engmaschig hinsichtlich der Verträglichkeit, insbesondere Herzfrequenz und Blutdruck überwacht werden. [d] Ivabradin sollte keinesfalls mit Non-DHP-CCB kombiniert werden. [e] Bleibt der Blutdruck unverändert, erwägen die in Schritt 2 gewählte Substanz der in Schritt 1 geprüften Substanz hinzuzufügen.

©ESC

## Empfehlungen zu antiischämischen Medikamenten bei Patients mit chronischem Koronarsyndrom

| Empfehlungen | Empf.-grad | Evidenz-grad |
|---|---|---|
| **Allgemeine Überlegungen** | | |
| Für die medikamentöse Behandlung symptomatischer Patienten sind ein oder mehrere antianginöse/antiischämische Medikamente in Verbindung mit Medikamenten zur Prävention kardiovaskulärer Ereignisse erforderlich. | I | C |
| Es wird empfohlen, Patienten über die Erkrankung, Risikofaktoren und Behandlungsstrategien aufzuklären. | I | C |
| Eine rasche Überprüfung der Wirkung der medikamentösen Behandlung des Patienten (z. B. 24 Wochen nach Therapiebeginn) wird empfohlen. | I | C |
| **Therapie bei Angina/Ischämie[a]** | | |
| Zur unmittelbaren Linderung einer belastungsinduzierten Angina Pectoris werden kurz wirksame Nitrate empfohlen. | I | B |
| Als Medikamente erster Wahl sind Betablocker und/oder Kalziumantagonist indiziert, um Herzfrequenz und Symptomatik zu kontrollieren. | I | A |
| Kann die Symptomatik der Angina Pectoris mit Betablockern oder Kalziumantagonisten nicht erfolgreich kontrolliert werden, sollte eine Kombination aus Betablocker und DHP-CCB erwogen werden. | IIa | C |
| Eine initiale Erstlinientherapie mit einer Kombination aus Betablocker und DHP-CCB sollte erwogen werden. | IIa | B |
| Lang wirksame Nitrate sollten als Medikamente zweiter Wahl erwogen werden, wenn die Basistherapie mit einem Betablocker und/oder einem Non-DHP-CCB kontraindiziert ist, schlecht toleriert wird oder die Symptomatik der Angina Pectoris nicht zufriedenstellend kontrolliert. | IIa | B |

©ESC

**Empfehlungen zu antiischämischen Medikamenten bei Patienten mit chronischem Koronarsyndrom (Fortsetzung)**

| Empfehlungen | Empf.-grad | Evidenz-grad |
|---|---|---|
| **Therapie bei Angina/Ischämie[a] (Fortsetzung)** | | |
| Werden lang wirksame Nitrate verordnet, sollte eine Behandlungspause ohne oder mit niedrig dosierten Nitraten erwogen werden, um einer Nitrattoleranz vorzubeugen. | IIa | B |
| Nicorandil, Ranolazin, Ivabradin oder Trimetazidin sollten als Medikamente zweiter Wahl erwogen werden, um die Häufigkeit von Angina-Pectoris-Anfällen zu verringern und die Belastungstoleranz von Patienten zu verbessern, bei denen eine Unverträglichkeit oder Kontraindikation gegenüber Betablockern, Kalzium-antagonisten und lang wirksamen Nitraten besteht oder deren Symptomatik durch diese Medikamente nicht ausreichend kontrolliert werden kann. | IIa | B |
| Bei Patienten mit niedriger Herzfrequenz und niedrigem Blutdruck zu Therapiebeginn können Ranolazin oder Trimetazidin als Medikamente erster Wahl erwogen werden, um die Häufigkeit von Angina-Pectoris-Anfällen zu senken und die Belastungstoleranz zu erhöhen. | IIb | C |
| Bei ausgewählten Patienten kann eine Kombination aus Betablocker oder Kalziumantagonist mit Medikamenten zweiter Wahl (Ranolazin, Nicorandil, Ivabradin, Tremtazidin) in Abhängigkeit von Herzfrequenz, Blutdruck und Verträglichkeit als Erstlinienbehandlung erwogen werden. | IIb | B |
| Nitrate werden für Patienten mit hypertropher obstruktiver Kardiomyopathie oder bei gleichzeitiger Gabe von Phosphodiesterase-Inhibitoren nicht empfohlen. | III | B |

[a] Kein Nachweis eines Nutzens für die Prognose.

©ESC

## Empfehlungen zur Prävention kardiovaskulärer Ereignisse I

| Empfehlungen | Empf.-grad | Evidenz-grad |
|---|---|---|
| **Antithrombotische Therapie bei Patienten mit chronischem Koronarsyndrom und Sinusrhythmus** | | |
| Bei Patienten mit vorangegangenem Myokardinfakt oder Revaskularisation wird 75–100 mg ASS täglich empfohlen. | I | A |
| Clopidogrel 75 mg täglich wird bei Patienten mit ASS-Unverträglichkeit als Alternative zu ASS empfohlen. | I | B |
| Clopidogrel 75 mg täglich kann anstatt ASS bei symptomatischen oder asymptomatischen Patienten mit pAVK, ischämischem Schlaganfall oder einer transienten ischämischen Attacke in der Anamnese erwogen werden. | IIb | B |
| ASS 75–100 mg täglich kann für Patienten ohne Myokardinfarkt oder Revaskularisation in der Anamnese, jedoch bei eindeutigem Nachweis einer KHK mittels Bildgebung erwogen werden. | IIb | C |
| Das Hinzufügen einer zweiten antithrombotischen Substanz zu ASS mit dem Ziel der sekundären Langzeitprävention sollte bei Patienten mit einem hohen Risiko für ischämische Ereignisse[a] und ohne hohes Blutungsrisiko[b] erwogen werden. | IIa | A |
| Das Hinzufügen einer zweiten antithrombotischen Substanz mit dem Ziel der sekundären Langzeitprävention kann bei Patienten mit zumindest moderat erhöhtem Risiko für ischämische Ereignisse[c] und ohne hohes Blutungsrisiko[b] erwogen werden. | IIb | A |

©ESC

## Empfehlungen zur Prävention kardiovaskulärer Ereignisse I (Fortsetzung)

| Empfehlungen | Empf.-grad | Evidenz-grad |
|---|---|---|

**Antithrombotische Therapie nach PCI bei Patienten mit chronischem Koronarsyndrom und Sinusrhythmus**

| Empfehlungen | Empf.-grad | Evidenz-grad |
|---|---|---|
| Nach Implantation eines Stents wird die Gabe von 75–100 mg ASS täglich empfohlen. | I | A |
| Clopidogrel 75 mg täglich nach Aufsättigung (z. B. 600 mg oder >5 Tage Erhaltungstherapie) wird zusätzlich zu ASS über einen Zeitraum von 6 Monaten nach Implantation eines Stents empfohlen. Die Art des Stents spielt dabei keine Rolle. Bei hohem Risiko für oder nach Auftreten einer lebensbedrohlichen Blutung ist eine kürzere Einnahmedauer (1–3 Monate) angezeigt. | I | A |
| Clopidogrel 75 mg täglich nach Aufsättigung (z. B. 600 mg oder >5 Tage Erhaltungstherapie) sollte bei Patienten mit einem erhöhten Risiko für lebensbedrohliche Blutungen über einen Zeitraum von 3 Monaten erwogen werden. | IIa | A |
| Clopidogrel 75 mg täglich nach Aufsättigung (z. B. 600 mg oder >5 Tage Erhaltungstherapie) kann bei Patienten mit einem sehr hohen Risiko für lebensbedrohliche Blutungen über einen Zeitraum von 1 Monat erwogen werden. | IIb | C |
| Prasugrel oder Ticagrelor können bei speziellen Hochrisikokonstellationen während elektiver Interventionen (z. B. Stentmaladaptation oder andere prozedurale Vorkommnisse mit hohem Risiko für eine Stentthrombose, komplexes Hauptstamm-Stenting oder Stenting mehrerer Gefäße) zumindest als Initialtherapie erwogen werden; ebenso, wenn bei ASS-Unverträglichkeit keine DAPT möglich ist. | IIb | C |

©ESC

| Empfehlungen | Empf.-grad | Evidenz-grad |
|---|---|---|
| **Antithrombotische Therapie bei Patienten mit chronischem Koronarsyndrom und Vorhofflimmern** | | |
| Bei Einleitung einer oralen Antikoagulation bei Patienten mit Vorhofflimmern, die mit NOAK[d] behandelt werden können, sollten diese einem VKA vorgezogen werden. | I | A |
| Langzeit-OAK (NOAK oder VKA mit >70 % Zeit im therapeutischen Bereich) wird empfohlen bei Patienten mit Vorhofflimmern und einem $CHA_2DS_2$-VASc-Score[e] von ≥2 Punkten bei Männern und ≥3 Punkten bei Frauen. | I | A |
| Langzeit-OAK (NOAK oder VK mit >70 % Zeit im therapeutischen Bereich) sollten bei Patienten mit Vorhofflimmern und einem $CHA_2DS_2$-VASc-Score[e] von 1 Punkt bei Männern und 2 Punkten bei Frauen erwogen werden. | IIa | B |
| ASS 75-100 mg täglich (oder Clopidogrel 75 mg täglich) kann bei Patienten mit Vorhofflimmern, MI in der Anamnese, einem hohen Risiko für wiederholte ischämische Ereignisse[a], aber ohne erhöhtes Blutungsrisiko[b], zusätzlich zur Langzeit-OAK erwogen werden. | IIb | B |
| **Antithrombotische Therapie nach PCI bei Patienten mit Vorhofflimmern oder einer anderen Indikation für OAK** | | |
| Es wird empfohlen, Patienten, die sich einer koronaren Stentimplantation unterziehen, periprozedural ASS und Clopidogrel zu verabreichen. | I | C |
| Bei Patienten, die mit NOAK behandelt werden können, wird empfohlen, vorzugsweise einen NOAK (Apixaban 5 mg 2x tgl., Dabigatran 150 mg 2x tgl., Edoxaban 60 mg 1x tgl. oder Rivaroxaban 20 mg 1x tgl.)[d] gegenüber einem VKA in Kombination mit einer antithrombozytären Therapie zu verordnen. | I | A |

©ESC

| Empfehlungen | Empf.-grad | Evidenz-grad |
|---|---|---|

### Antithrombotische Therapie nach PCI bei Patienten mit Vorhofflimmern oder einer anderen Indikation für OAK (Fortsetzung)

| Empfehlungen | Empf.-grad | Evidenz-grad |
|---|---|---|
| Wird bei der Anwendung von Rivaroxaban das Blutungsrisiko[b] höher eingeschätzt als die Risiken einer Stentthrombose[f] oder eines ischämischen Schlaganfalls[e], sollte für die Dauer der begleitenden antithrombozytären Einfachtherapie oder DAPT vorzugsweise die Einnahme von Rivaroxaban 15 mg 1x tgl. gegenüber der Einnahme von 20 mg 1x tgl. erwogen werden. | IIa | B |
| Wird bei der Anwendung von Dabigatran das Blutungsrisiko[b] höher eingeschätzt als die Risiken einer Stentthrombose[f] oder eines ischämischen Schlaganfalls[e], sollte für die Dauer der begleitenden antithrombozytären Einzeltherapie oder DAPT vorzugsweise die Einnahme von Dabigatran 110 mg 2x tgl. gegenüber der Einnahme von 150 mg 2x tgl. erwogen werden. | IIa | B |
| Nach unkomplizierter PCI sollte ein frühes Absetzen von ASS (≤1 Woche) und eine duale Therapie mit OAK und Clopidogrel erwogen werden, wenn das Risiko einer Stentthrombose[f] gering ist oder das Blutungsrisiko unabhängig vom verwendeten Stent höher eingeschätzt wird als die Risiken einer Stentthrombose[f]. | IIa | B |
| Eine Dreifachtherapie aus ASS, Clopidogrel und einem oralen Gerinnungshemmer für ≥1 Monat sollte erwogen werden, wenn das Risiko einer Stentthrombose[f] das Blutungsrisiko überwiegt. Die Gesamtdauer (≤6 Monate) ist auf Grundlage der Abschätzung dieser Risiken festzulegen, die bei der Entlassung aus dem Krankenhaus eindeutig mitzuteilen sind. | IIa | C |
| Bei Patienten mit Indikation für einen VKA in Kombination mit ASS und/oder Clopidogrel sollte die Dosierungsstärke des VKA sorgfältig eingestellt werden: INR im Bereich von 2,0–2,5 mit >70% der Zeit im therapeutischen Bereich. | IIa | B |

©ESC

| Empfehlungen | Empf.-grad | Evidenz-grad |
|---|---|---|

### Antithrombotische Therapie nach PCI bei Patienten mit Vorhofflimmern oder einer anderen Indikation für OAK (Fortsetzung)

| | | |
|---|---|---|
| Bei mäßigem bis hohem Stentthromboserisiko[f] kann unabhängig von der Art des verwendeten Stents eine duale Therapie mit oralen Gerinnungshemmern und Ticagrelor oder Prasugrel als Alternative zur Dreifachtherapie aus oralem Gerinnungshemmer, ASS und Clopidogrel erwogen werden. | IIb | C |
| Die Anwendung von Ticagrelor oder Prasugrel als Teil einer antithrombotischen Dreifachtherapie aus ASS und einem oralen Gerinnungshemmer wird nicht empfohlen. | III | C |

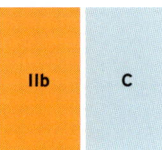
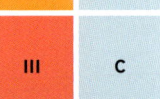

### Anwendung von Protonenpumpenhemmern

| | | |
|---|---|---|
| Patienten, die eine ASS-Monotherapie, DAPT oder eine OAK-Monotherapie erhalten und bei denen ein hohes Risiko für gastrointestinale Blutungen besteht, sollten zugleich einen Protonenpumpenhemmer einnehmen. | I | A |

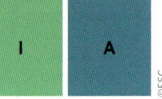

©ESC

eGFR = geschätzte glomeruläre Filtrationsrate (estimated glomerular filtration rate), PAD = periphere arterielle Gefäßerkrankung (peripheral artery disease).

[a] Eine diffuse Mehrgefäßerkrankung mit mindestens einer der folgenden Begleiterkrankungen: behandlungspflichtiger Diabetes mellitus, erneuter MI, PAD oder chronische Nierenerkrankung mit eGFR 15–59 ml/min/1,73 m².

[b] Intrazerebrale Blutung oder ischämischer Schlaganfall in der Anamnese, vorangegangene andere intrakraniale Erkrankung, kürzlich aufgetretene gastrointestinale Blutungen oder Anämie aufgrund eines möglichen gastrointestinalen Blutverlusts, andere gastrointestinale Erkrankung mit erhöhtem Blutungsrisiko, Leberversagen, Blutungsneigung oder Koagulopathie, extrem hohes Alter oder Gebrechlichkeit, dialysepflichtiges Nierenversagen oder Nierenversagen mit eGFR <15 ml/min/1,73 m².

[c] Mindestens eines der folgenden: diffuse oder Mehrgefäß-KHK, behandlungspflichtiger Diabetes mellitus, erneuter MI, PAD, HF oder chronische Nierenerkrankung mit eGFR 15–59 ml/min/1,73 m².

[d] Siehe Zusammenfassung der Produktmerkmale für geringere Dosierungen oder Kontraindikationen der einzelnen NOAK bei Patienten mit chronischer Nierenerkrankung, Körpergewicht <60 kg, Alter >75–80 Jahre und/oder Arzneimittelwechselwirkungen.

[e] Herzinsuffizienz, Hypertonie, Alter ≥75 Jahre (2 Punkte), Diabetes, vorangegangene(r) Schlaganfall/transiente ischämische Attacke/Embolie (2 Punkte), Gefäßerkrankung (KHK

in Bildgebung oder Angiographie, vorangegangener MI, PAD oder Aortenplaques), Alter 65–74 Jahre, weiblich.

[f] Das Risiko einer Stentthrombose umfasst (1) das Thromboserisiko und (2) das Sterberisiko im Falle einer Stentthrombose; beide werden beeinflusst durch anatomische, prozedurale und klinische Merkmale. Risikofaktoren für Patienten mit chronischem Koronarsyndrom sind: Stenting des Hauptstamms, des proximalen LAD oder der funktionell letzten verbleibenden Koronararterie; suboptimale Stentapposition, Stentlänge >60 mm; Diabetes mellitus; chronische Nierenerkrankung; Bifurkation mit Implantation von zwei Stents; Behandlung einer CTO; vorangegangene Stentthrombose trotz adäquater antithrombotischer Therapie.

Die Beurteilung des Blutungsrisikos ist ein wichtiger Parameter bei der Untersuchung von Patienten mit chronischem Koronarsyndrom und hohem ischämischen Risiko, die von einer langfristigen und/oder intensiveren antithrombotischen Therapie profitieren könnten. Der PRECISE-DAPT-Score hat sich als klinisches Werkzeug zur Unterstützung von Therapieentscheidungen nach Stentimplantation etabliert. Die Berechnung des PRECISE-DAPT-Score umfasst 5 Parameter (Abbildung 9). Ein Wert in der oberen Quartile (≥25) ist mit einem hohen Blutungsrisiko im Verlauf einer dualen antithrombozytären Therapie assoziiert.

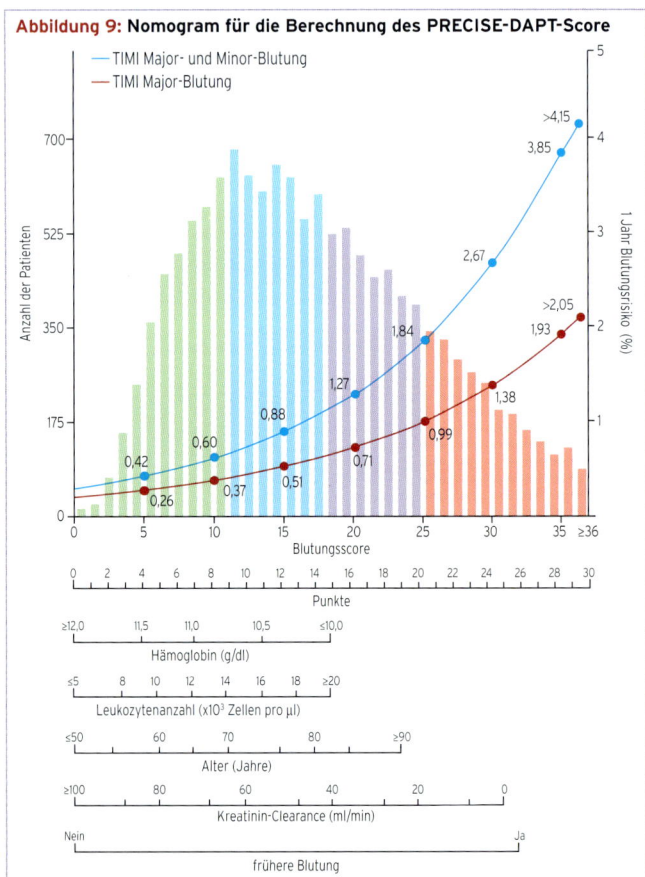

**Abbildung 9: Nomogram für die Berechnung des PRECISE-DAPT-Score**

Die obere Quartile des Blutungsscores (≥25) zeigt ein hohes Risiko für TIMI Major- (rote Kurve) und TIMI major- oder Minor-Blutungen 1 Jahr Post-PCI während einer DAPT. TIMI = Thrombolyse bei Myokardinfarkt (thrombolysis in myocardial infarction).

**Empfehlungen zur Prävention kardiovaskulärer Ereignisse II**

| Empfehlungen | Empf.-grad | Evidenz-grad |
|---|---|---|
| **Lipidsenker** | | |
| Statine werden für alle Patienten mit KHK empfohlen.[a] | I | A |
| Können die Therapieziele[a] bei Einnahme der höchsten verträglichen Dosierung von Statinen nicht erreicht werden, wird eine Kombinationstherapie mit Ezetimib empfohlen. | I | B |
| Patienten mit sehr hohem Risiko, bei denen das Therapieziel[a] bei Einnahme der höchsten verträglichen Dosierung von Statinen und Ezetimib nicht erreicht wird, wird eine Kombinationstherapie mit einem PCSK9-Hemmer empfohlen. | I | A |
| **ACE-Hemmer** | | |
| ACE-Hemmer (oder ARB) werden bei anderen Begleiterkrankungen (z. B. Herzinsuffizienz, Hypertonie oder Diabetes) empfohlen. | I | A |
| Bei Patienten mit chronischem Koronarsyndrom mit sehr hohem Risiko für kardiovaskuläre Ereignisse sollte die Gabe eines ACE-Hemmers erwogen werden. | IIa | A |
| **Sonstige Medikamente** | | |
| Betablocker werden für Patienten mit linksventrikulärer Dysfunktion oder systolischer HF empfohlen. | I | A |
| Bei STEMI-Patienten sollte eine langfristige orale Therapie mit Betablockern erwogen werden. | IIa | B |

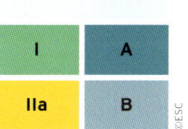

STEMI = ST-Streckenhebungsinfarkt (ST-elevation myocardial infarction).
[a] Die Behandlungsziele sind in den ESC/EAS-Leitlinien 2019 zum Management von Dyslipidämien aufgeführt.

## Revaskularisation

Zusätzlich zur medikamentösen Behandlung spielt die Myokardrevaskularisation eine zentrale Rolle im Management des chronischen Koronarsyndroms, immer jedoch adjuvant zur medikamentösen Therapie, ohne diese also zu ersetzen. Die zwei Ziele der Revaskularisation sind die Besserung der Symptomatik bei Patienten mit Angina Pectoris und/oder eine Verbesserung der Prognose (Abbildung 10).

## Abbildung 10: Entscheidungspfad für Patienten mit geplanter invasiver Koronarangiographie

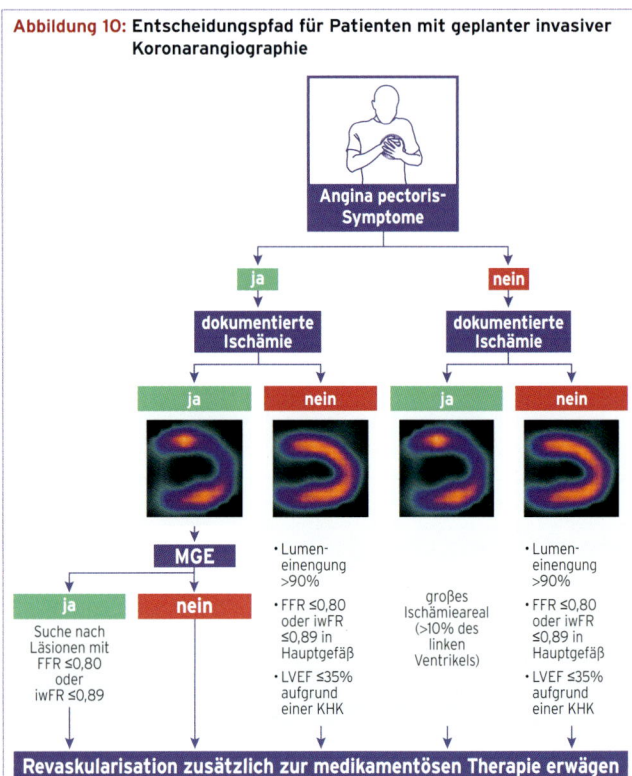

Die Entscheidung für eine Revaskularisation mittels PCI oder koronarem Bypass orientiert sich am klinischen Bild (vorhandene oder nicht vorhandene Symptome) und vorheriger Dokumentation der Ischämie. Liegt keine Ischämie vor, hängt die Indikation für eine Revaskularisation von der invasiven Beurteilung des Stenosegrads oder den prognostischen Indikationen ab. Zu den Patienten ohne Symptome und Ischämie gehören Kandidaten für TAVI, Klappen- oder andere Operationen.

CABG = koronarer Bypass (coronary artery bypass grafting); MGE = Mehrgefäßerkrankung.

## 4. Patienten mit neu aufgetretener Herzinsuffizienz oder linksventrikulärer Dysfunktion

Die KHK ist die häufigste Ursache für Herzinsuffizienz in Europa. Der größte Teil der Studienevidenz, auf der die Empfehlungen zum Management von Patienten mit Herzinsuffizienz beruhen, wurde an Patienten mit ischämischer Kardiomyopathie generiert. Pathophysiologisch entwickelt sich aufgrund einer Myokardschädigung und einer Ischämie eine systolische Dysfunktion. Bei den meisten Patienten mit symptomatischer HF ist die Ejektionsfraktion verringert (<40%). Dennoch können auch Patienten mit chronischem Koronarsyndrom an einer symptomatischen HF bei erhaltener Ejektionsfraktion (≥50%; HFpEF) leiden.

**Allgemeine Empfehlungen für das Behandlungsmanagement bei chronischem Koronarsyndrom und symptomatischer Herzinsuffizienz aufgrund einer ischämischen Kardiomyopathie und linksventrikulärer systolischer Dysfunktion**

| Empfehlungen | Empf.-grad | Evidenz-grad |
|---|---|---|
| **Für die medikamentöse Behandlung** | | |
| Eine Behandlung mit Diuretika wird bei symptomatischen Patienten mit Anzeichen einer pulmonalen oder systemischen Stauung empfohlen, um die Symptomatik der HF zu bessern. | I | B |
| Betablocker werden aufgrund ihrer Wirksamkeit zur Linderung anginöser Beschwerden und zur Senkung der Morbiditäts- und Sterberaten bei HF als wesentlicher Bestandteil der Behandlung empfohlen. | I | A |
| ACE-Hemmer werden für Patienten mit symptomatischer HF oder asymptomatischer LV-Dysfunktion nach MI empfohlen, um die Symptomatik zu bessern und die Morbidität und Sterblichkeit zu senken. | I | A |
| Ein ARB wird als Alternative für Patienten empfohlen, die einen ACE-Hemmer nicht vertragen. Ein Angiotensin-Rezeptor-Neprilysin-Inhibitor wird empfohlen bei Patienten mit anhaltenden Herzinsuffizienz-Symptomen trotz optimaler medikamentöser Therapie. | I | B |

©ESC

## Allgemeine Empfehlungen für das Behandlungsmanagement bei chronischem Koronarsyndrom und symptomatischer Herzinsuffizienz aufgrund einer ischämischen Kardiomyopathie und linksventrikulärer systolischer Dysfunktion (Fortsetzung)

| Empfehlungen | Empf.-grad | Evidenz-grad |
|---|---|---|
| **Für die medikamentöse Behandlung (Fortsetzung)** | | |
| Ein Mineralokortikoidrezeptor-Antagonist wird für Patienten empfohlen, die trotz adäquater Behandlung mit ACE-Hemmer und Betablocker weiterhin Symptome aufweisen, um Morbidität und Sterblichkeit zu senken. | I | A |
| Ein kurz wirkendes, orales oder transkutanes Nitrat sollte erwogen werden (wirksame antianginöse Behandlung, unbedenklich bei HF). | IIa | A |
| Ivabradin sollte für Patienten im Sinusrhythmus, mit einer LVEF von ≤35 % und einer Herzfrequenz von >70 bpm erwogen werden, die trotz adäquater Behandlung mit Betablocker, ACE-Hemmer und Aldosteronantagonist weiterhin Symptome aufweisen, um Morbidität und Sterblichkeit zu senken. | IIa | B |
| Der Einsatz von Amlodipin bei Patienten mit HF wird als sicher eingeschätzt und kann zur Linderung der Beschwerden bei Angina Pectoris für Patienten mit HF erwogen werden, die eine Unverträglichkeit gegenüber Betablockern aufweisen. | IIb | B |
| **Device-Therapie, Komorbiditäten und Revaskularisation** | | |
| Bei Patienten mit HF und Bradykardie mit hochgradigem AV-Block, die einen Schrittmacher benötigen, wird empfohlen, der rechtsventrikulären Stimulation eine kardiale Resynchronisationstherapie mit Schrittmacher vorzuziehen. | I | A |

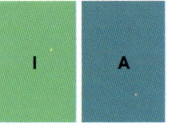

©ESC

**Allgemeine Empfehlungen für das Behandlungsmanagement bei chronischem Koronarsyndrom und symptomatischer Herzinsuffizienz aufgrund einer ischämischen Kardiomyopathie und linksventrikulärer systolischer Dysfunktion (Fortsetzung)**

| Empfehlungen | Empf.-grad | Evidenz-grad |
|---|:---:|:---:|
| **Device-Therapie, Komorbiditäten und Revaskularisation (Fortsetzung)** | | |
| Ein ICD wird für Patienten mit dokumentierten, ventrikulären Rhythmusstörungen und dadurch hervorgerufener hämodynamischer Instabilität empfohlen (Sekundärprävention), aber auch für Patienten mit symptomatischer HF und einer LVEF ≤35 % zur Risikoreduktion eines plötzlichen Todes und der Gesamtsterblichkeit. | I | A |
| Eine CRT wird für symptomatische Patienten mit HF im Sinusrhythmus, einer QRS-Dauer ≥150 ms, LBBB-QRS-Morphologie und mit einer LVEF ≤35 % trotz OMT empfohlen, um die Symptomatik zu bessern und Morbidität und Sterblichkeit zu senken. | I | A |
| Eine CRT wird für symptomatische Patienten mit HF im Sinusrhythmus, einer QRS-Dauer von 130–149 ms, LBBB-QRS-Morphologie und mit einer LVEF ≤35 % trotz OMT empfohlen, um die Symptomatik zu bessern und Morbidität und Sterblichkeit zu senken. | I | B |
| Die Erstellung eines umfassenden Risikoprofils und ein multidisziplinäres Management zur Behandlung der gravierendsten Komorbiditäten wie Hypertonie, Hyperlipidämie, Diabetes, Anämie und Adipositas sowie Raucherentwöhnung und Änderungen der Lebensweise wird empfohlen. | I | A |
| Eine Myokardrevaskularisation wird empfohlen, wenn trotz antianginöser Therapie weiterhin Angina-Pectoris-Anfälle auftreten. | I | A |

©ESC

AV = atrioventrikulär, CRT = kardiale Resynchronisationstherapie (cardiac resynchronization therapy), ICD = implantierbarer Kardioverter-Defibrillator, LBBB = Linksschenkelblock (left bundle branch block), OMT = optimale medikamentöse Therapie.

## 5. Patienten mit bekanntem chronischen Koronarsyndrom

Patienten, bei denen die Diagnose chronisches Koronarsyndrom seit langem bekannt ist, bedürfen einer lebenslangen Therapie und Überwachung des Gesundheitszustands (Abbildung 11 auf der hinteren Umschlagseite). Die klinische Entwicklung des chronischen Koronarsyndroms kann im zeitlichen Verlauf gutartig sein. Bei Patienten mit chronischem Koronarsyndrom können jedoch verschiedene kardiovaskuläre Komplikationen auftreten oder therapeutische Maßnahmen erforderlich werden, die teils direkt mit der zugrunde liegenden KHK assoziiert sind und die dementsprechend mit der Behandlung oder Prognose der zugrunde liegenden Erkrankung interagieren. Auch bei sonst asymptomatischen Patienten kann ein Komplikationsrisiko auftreten, so dass eine Bewertung der Risikokonstellation sowohl bei symptomatischen als auch bei asymptomatischen Patienten vorgenommen werden muss.

| Empfehlungen für Patienten mit bekanntem, chronischem Koronarsyndrom | | |
|---|---|---|
| Empfehlungen | Empf.-grad | Evidenz-grad |
| **Asymptomatische Patienten** | | |
| Regelmäßige Untersuchungen bei Herz- und Gefäßspezialisten werden empfohlen, um potenzielle Änderungen der Risikokonstellation von Patienten zu erfassen. Dazu gehört auch eine klinische Bewertung der Maßnahmen zur Änderung der Lebensweise, der Adhärenz zum Erreichen der für die kardiovaskulären Risikofaktoren festgelegten Zielwerte sowie das Auftreten von Komorbiditäten, die einen Einfluss auf Behandlung und Behandlungsergebnisse haben könnten. | I | C |
| Für medikamentös behandelte Patienten mit leichten oder fehlenden Symptomen, bei denen die nicht-invasive Risikostratifizierung auf eine Hochrisikokonstellation hindeutet und bei denen zur Verbesserung der Prognose eine Revaskularisation erwogen wird, wird eine invasive Koronarangiographie (mit FFR, falls notwendig) empfohlen. | I | C |

©ESC

**Empfehlungen für Patienten mit bekanntem, chronischem Koronarsyndrom (Fortsetzung)**

| Empfehlungen | Empf.-grad | Evidenz-grad |
|---|---|---|
| **Asymptomatische Patienten (Fortsetzung)** | | |
| Das Koronar-CT wird für Patienten mit bekannter KHK nicht als Routinetest in der Nachbeobachtung empfohlen. | III | C |
| Die invasive Koronarangiographie wird nicht zur bloßen Risikostratifizierung empfohlen. | III | C |
| **Symptomatische Patienten** | | |
| Eine erneute Beurteilung der KHK wird bei einer Verschlechterung der linksventrikulären systolischen Funktion empfohlen, die nicht auf eine reversible Ursache zurückzuführen ist (z. B. seit Längerem bestehende Tachykardie, Myokarditis). | I | C |
| Bei Patienten mit neu auftretenden Symptomen oder einer Verschlechterung der Symptomatik wird eine Risikostratifizierung, vorzugsweise auf Grundlange von Belastungsbildgebung oder alternativ eines Belastungs-EKG, empfohlen. | I | B |
| Es wird empfohlen, Patienten bei einer deutlichen Verschlechterung der Symptomatik schnellstmöglich zur Abklärung zu überweisen. | I | C |
| Eine invasive Koronarangiographie (mit FFR/iwFR, falls notwendig) wird zur Risikostratifizierung bei Patienten mit schwerer KHK empfohlen, besonders bei pharmakotherapierefraktären Symptomen oder einer Hochrisikokonstellation. | I | C |

©ESC

## 6. Angina Pectoris ohne Stenosen der epikardialen Koronararterien

Bei Patienten mit Angina Pectoris und durch IKA bestätigter nicht-stenosierender Erkrankung besteht ein erhöhtes Risiko für unerwünschte klinische Ereignisse. Nach Ausschluss von Koronarstenosen geringen bis mäßigen angiographischen Schweregrads sowie von diffusen Koronarstenosen, die bei einer IKA funktionell unterschätzt werden könnten, finden sich als häufige Ursachen für Symptome einerseits Störungen der Mikrozirkulation, andererseits dynamische Stenosen der epikardialen Gefäße, die durch Koronarspasmen oder Muskelbrücken verursacht werden.

**Empfehlungen für die Untersuchung von Patienten mit Verdacht auf koronare mikrovaskuläre Angina**

| Empfehlungen | Empf.-grad | Evidenz-grad |
|---|---|---|
| Bei Patienten mit anhaltenden Symptomen, deren Arterien im Angiogramm normal erscheinen oder nur moderate Stenosen mit erhaltener iwFR/FFR aufweisen, sollte eine Bestimmung der koronaren Flussreserve und/oder des mikrovaskulären Widerstands per Messdraht erwogen werden. | IIa | B |
| Zur Beurteilung mikrovaskulärer Vasospasmen kann während der Angiographie eine intrakoronare Acetylcholin-Testung mit EKG-Kontrolle erwogen werden, wenn die Koronararterien entweder angiographisch normal sind oder mäßige Stenosen mit erhaltener iwFR/FFR vorliegen. | IIb | B |
| Transthorakale Doppler-Echokardiographie der LAD, Kardio-MRT und PET können zur nicht-invasiven Bestimmung der koronaren Flussreserve erwogen werden. | IIb | B |

©ESC

**Empfehlungen für die Untersuchung von Patienten mit Verdacht auf vasospastische Angina**

| Empfehlungen | Empf.-grad | Evidenz-grad |
|---|---|---|
| Ein EKG während eines Angina-Anfalls wird – falls möglich – empfohlen. | I | C |
| Eine IKA oder ein Koronar-CT wird empfohlen bei Patienten mit wiederholt auftretenden, charakteristischen Brustschmerzen aus der Ruhe heraus und ST-Streckenveränderungen, die nach Gabe von Nitrat und/oder Kalziumantagonisten verschwinden, um das Ausmaß einer zugrunde liegenden KHK zu bestimmen. | I | C |
| Ein 24-Stunden-EKG-Monitoring mit ST-Segment-Kontrolle sollte erwogen werden, um ST-Streckenveränderungen ohne begleitende Tachykardien zu erfassen. | IIa | C |
| Ein intrakoronarer Provokationstest sollte erwogen werden, um Koronarspasmen bei Patienten mit normaler Koronarangiographie oder nicht-stenosierenden Veränderungen zu identifizieren, wenn das klinische Bild für Koronarspasmen spricht. Ziel ist es, Ort und Art der Spasmen zu diagnostizieren. | IIa | B |

©ESC

# 7. KHK-Screening bei asymptomatischen Patienten

## Empfehlungen zum KHK-Screening bei asymptomatischen Patienten

| Empfehlungen | Empf.-grad | Evidenz-grad |
|---|---|---|
| Eine Abschätzung des Gesamtrisikos anhand eines entsprechenden Systems (z.B. SCORE) wird für asymptomatische Erwachsene im Alter von >40 Jahren ohne Evidenz für eine kardiovaskuläre Erkrankung, Diabetes mellitus, chronische Nierenerkrankung oder familiäre Hypercholesterinämie empfohlen. | I | C |
| Überprüfung der Familienanamnese hinsichtlich frühzeitig einsetzender kardiovaskulärer Erkrankungen (definiert als tödliches oder nicht-tödliches Ereignis aufgrund einer kardiovaskulären Erkrankung oder/und Diagnose einer kardiovaskulären Erkrankung bei männlichen Angehörigen ersten Grades* im Alter <55 Jahre oder bei weiblichen Angehörigen ersten Grades* im Alter <65 Jahre.) Diese Untersuchung ist Teil der Beurteilung des kardiovaskulären Risikos. | I | C |
| Empfohlen wird, anhand eines validierten Scores alle Personen im Alter von <50 Jahren zu screenen, die eine familiär bedingte Hypercholesterinämie aufweisen oder Angehörige ersten Grades* mit frühzeitig einsetzender kardiovaskulärer Erkrankung (<55 Jahre bei Männern oder <65 Jahre bei Frauen) haben. | I | B |
| Die computertomographische Erhebung des Koronarkalk-Scores kann bei der Bewertung des kardiovaskulären Risikos asymptomatischer Personen als Risikomodifikator[a] erwogen werden. | IIb | B |
| Der Nachweis atherosklerotischer Plaques durch Carotissonographie kann bei der Bewertung des kardiovaskulären Risikos asymptomatischer Personen als Risikomodifikator[a] erwogen werden. | IIb | B |

©ESC

*Abweichend vom sonstigen deutschen Sprachgebrauch sind hierin auch Geschwister eingeschlossen.

**Empfehlungen zum KHK-Screening bei asymptomatischen Patienten (Fortsetzung)**

| Empfehlungen | Empf.-grad | Evidenz-grad |
|---|---|---|
| Der ABI kann bei der Bewertung des kardiovaskulären Risikos als Risikomodifikator[a] erwogen werden. | IIb | B |
| Bei asymptomatischen Erwachsenen mit Hochrisikokonstellation (Diabetes mellitus, starke familiäre Vorbelastung mit KHK oder hohe Risiko-Scores in früheren Tests) kann eine funktionelle Bildgebung oder ein Koronar-CT erwogen werden, um das kardiovaskuläre Risiko abzuschätzen. | IIb | C |
| Bei asymptomatischen Erwachsenen (einschließlich bewegungsarmer Erwachsener, die ein intensives körperliches Trainingsprogramm aufnehmen möchten), kann ein Belastungs-EKG zur Abschätzung des kardiovaskulären Risikos erwogen werden, besonders, wenn die Aufmerksamkeit auf EKG-unabhängige Marker wie die Belastungsfähigkeit gerichtet wird. | IIb | C |
| Die Bestimmung der Intima-Media-Dicke mittels Carotissonographie zur Abschätzung des kardiovaskulären Risikos wird nicht empfohlen. | III | A |
| Bei nicht-diabetischen, asymptomatischen Erwachsenen mit geringem Risiko sind für die weiterführende diagnostische Beurteilung weder ein Koronar-CT noch eine funktionelle Bildgebung zur Ischämietestung indiziert. | III | C |
| Die routinemäßige Bestimmung zirkulierender Biomarker zur Stratifizierung des kardiovaskulären Risikos wird nicht empfohlen. | III | B |

©ESC

ABI = Knöchel-Arm-Index (ankle-brachial index), SCORE = Systematic Coronary Risk Estimation.
[a] Klassifiziert Patienten besser in Gruppen mit geringem oder hohem Risiko.

## 8. Chronisches Koronarsyndrom in spezifischen Situationen

### Hypertonie

Die arterielle Hypertonie ist der häufigste kardiovaskuläre Risikofaktor. Sie ist eng mit dem chronischen Koronarsyndrom assoziiert.

| Empfehlungen zur Behandlung der Hypertonie bei chronischem Koronarsyndrom | | |
|---|---|---|
| **Empfehlungen** | **Empf.-grad** | **Evidenz-grad** |
| Die Kontrolle des Praxisblutdrucks hinsichtlich der Zielwerte wird empfohlen: systolischer Druck im allgemeinen 120–130 mmHg und 130–140 mmHg bei älteren Patienten (>65 Jahre). | I | A |
| Bei hypertensiven Patienten mit kürzlich aufgetretenem MI werden Betablocker und RAS-Blocker empfohlen. | I | A |
| Für Patienten mit symptomatischer Angina Pectoris werden Betablocker und/oder CCB empfohlen. | I | A |
| Die Kombination von ACE-Hemmern und ARB wird nicht empfohlen. | III | A |

RAS = Renin-Angiotensin-System

©ESC

### Herzklappenfehler

Vor einer Herzklappenoperation oder während der Planung einer perkutanen Klappenintervention wird eine Beurteilung der KHK empfohlen, um festzustellen, ob eine Revaskularisation erforderlich ist.

**Empfehlungen für Patienten mit Herzklappenfehlern bei chronischem Koronarsyndrom**

| Empfehlungen | Empf.-grad | Evidenz-grad |
|---|---|---|
| Eine invasive Koronarangiographie wird vor einer Herzklappenintervention sowie bei kardiovaskulärer Erkrankung in der Anamnese, Verdacht auf Myokardischämie, systolischer LV-Dysfunktion, bei Männern >40 Jahre bzw. bei postmenopausalen Frauen und Vorliegen eines oder mehrerer kardiovaskulärer Risikofaktoren empfohlen. | I | C |
| Eine Herzkatheteruntersuchung wird zur Beurteilung einer mäßigen bis schweren Mitralklappeninsuffizienz empfohlen. | I | C |
| Bei schwerem Herzklappenfehler und geringer Wahrscheinlichkeit einer KHK sollte vor einer Herzklappenintervention ein Koronar-CT als Alternative zur Koronarangiographie erwogen werden. | IIa | C |
| Für TAVI-Patienten mit >70%igen Stenosen in proximalen Segmenten von Koronararterien sollte eine PCI erwogen werden. | IIa | C |
| Bei schweren Herzklappenerkrankungen sollte die Diagnose einer KHK aufgrund der geringen diagnostischen Aussagekraft und der potenziellen Risiken nicht routinemäßig anhand einer Belastungsuntersuchung erfolgen. | III | C |

©ESC

## Zustand nach Herztransplantation

Eine IKA wird zur Beurteilung einer Transplantationsvaskulopathie empfohlen. Sie sollte über einen Zeitraum von 5 Jahren nach der Transplantation einmal jährlich durchgeführt werden.

## Maligne Grunderkrankung

Die KHK-Inzidenz bei Patienten mit einer aktiven Tumorerkrankung steigt als Nebenwirkung der onkologischen Therapie (Bestrahlung von Thorax/Mediastinum, kardiotoxische Chemotherapie oder Immuntherapien) oder aufgrund langwieriger Behandlungen von Tumorerkrankungen bei älteren Patienten an.

**Empfehlungen für Patienten mit aktiver Tumorerkrankung bei chronischem Koronarsyndrom**

| Empfehlungen | Empf.-grad | Evidenz-grad |
|---|---|---|
| Behandlungsentscheidungen sollten sich an der Lebenserwartung, Komorbiditäten wie Thrombozytopenie oder erhöhter Thromboseneigung sowie an möglichen Wechselwirkungen zwischen den für das CCS-Management erforderlichen Medikamenten und der onkologischen Therapie orientieren. | I | C |
| Sofern bei ausgeprägter Symptomatik bei Patienten mit aktiver Tumorerkrankung eine Revaskularisation indiziert ist, wird die Anwendung des am wenigsten invasiven Verfahrens empfohlen. | I | C |

©ESC

## Diabetes mellitus

Diabetes mellitus bringt ein circa zweifach erhöhtes Risiko für eine KHK mit sich, so dass zur Prävention einer kardiovaskulären Erkrankung die Kontrolle der Risikofaktoren empfohlen wird.

**Empfehlungen für Patienten mit Diabetes mellitus bei chronischem Koronarsyndrom**

| Empfehlungen | Empf.-grad | Evidenz-grad |
|---|---|---|
| Für Patienten mit KHK und Diabetes mellitus wird eine Kontrolle der Risikofaktoren (Blutdruck, LDL-Cholesterin, HbA$_{1c}$) gemäß der empfohlenen Zielwerte empfohlen. | I | A |

©ESC

**Empfehlungen für Patienten mit Diabetes mellitus bei chronischem Koronarsyndrom (Fortsetzung)**

| Empfehlungen | Empf.-grad | Evidenz-grad |
|---|---|---|
| Bei asymptomatischen Patienten mit Diabetes mellitus wird die regelmäßige Erstellung eines Ruhe-EKG empfohlen, um Auffälligkeiten bei der Erregungsleitung, Vorhofflimmern und einen stummen Myokardinfarkt als Hinweis auf eine KHK zu erkennen. | I | C |
| Die Behandlung mit ACE-Hemmern wird für CCS-Patienten mit Diabetes mellitus zur Prävention koronarer Ereignisse empfohlen. | I | B |
| Die SGLT-2-Hemmer Empagliflozin, Canagliflozin oder Dapagliflozin werden für Patienten mit DM und KHK empfohlen[a]. | I | A |
| Die GLP-1-Rezeptor-Agonisten Liraglutid und Semaglutid werden für Patienten mit DM und Herz-Kreislauf-Erkrankung empfohlen[a]. | I | A |
| Für asymptomatische Erwachsene (>40 Jahre) mit Diabetes mellitus kann eine funktionelle Bildgebung oder ein Koronar-CT erwogen werden, um das kardiovaskuläre Risiko besser abzuschätzen. | IIb | B |

©ESC

[a] Für das Behandlungsschema die Leitlinien der ESC/EASD 2019 zu Diabetes mellitus, Prädiabetes und kardiovaskulären Erkrankungen konsultieren.

## Chronische Niereninsuffizienz

**Empfehlungen für Patienten mit chronischer Nierenerkrankung bei chronischem Koronarsyndrom**

| Empfehlungen | Empf.-grad | Evidenz-grad |
|---|---|---|
| Es wird empfohlen, Risikofaktoren auf die Zielwerte abzusenken. | I | A |
| Es wird empfohlen, möglicherweise erforderlichen Dosisanpassungen renal eliminierter Medikamente zur CCS-Therapie besondere Aufmerksamkeit zu widmen. | I | C |

©ESC

**Empfehlungen für Patienten mit chronischer Nierenerkrankung bei chronischem Koronarsyndrom (Fortsetzung)**

| Empfehlungen | Empf.-grad | Evidenz-grad |
|---|---|---|
| Es wird empfohlen, die Anwendung iodhaltiger Kontrastmittel bei Patienten mit schwerer chronischer Nierenerkrankung und erhaltener Urinproduktion so gering wie möglich zu halten, um eine Verschlechterung der Erkrankung zu verhindern. | I | B |

©ESC

## Ältere Patienten

**Empfehlungen für ältere Patienten mit chronischem Koronarsyndrom**

| Empfehlungen | Empf.-grad | Evidenz-grad |
|---|---|---|
| Es wird empfohlen, bei älteren Patienten in besonderem Maße auf Medikamentennebenwirkungen, Unverträglichkeiten und Überdosierung zu achten. | I | C |
| Bei älteren Patienten wird die Anwendung medikamentenbeschichteter Stents empfohlen. | I | A |
| Bei älteren Patienten wird der radiale Zugang empfohlen, um das Risiko von Blutungskomplikationen an der Zugangsstelle zu verringern. | I | B |
| Es wird empfohlen, bei Entscheidungen zu Diagnoseverfahren und Revaskularisation die Symptomatik, das Ausmaß der Ischämie, den körperlichen Zustand, die Lebenserwartung und Komorbiditäten zu berücksichtigen. | I | C |

©ESC

## Weibliches Geschlecht

**Empfehlungen bei Frauen mit chronischem Koronarsyndrom**

| Empfehlungen | Empf.-grad | Evidenz-grad |
|---|---|---|
| Eine Hormonersatztherapie wird im Sinne einer kardiovaskulären Risikominderung für postmenopausale Frauen nicht empfohlen. | III | C |

©ESC

## Refraktäre Angina Pectoris

Patienten mit refraktärer Angina Pectoris werden vorzugsweise in spezialisierten Fachkliniken durch multidisziplinäre Teams versorgt, die Erfahrung in der präzisen Diagnose der dem Schmerzsyndrom zugrunde liegenden Mechanismen und darauf aufbauend in der Auswahl der individuell am besten geeigneten Therapieansätze haben.

**Empfehlungen zu Behandlungsmöglichkeiten bei refraktärer Angina Pectoris**

| Empfehlungen | Empf.-grad | Evidenz-grad |
|---|---|---|
| Die erweiterte externe Gegenpulsation kann zur Besserung der Symptomatik bei stark beeinträchtigender Angina Pectoris erwogen werden, die trotz optimaler medikamentöser Therapie und Revaskularisation refraktär bleibt. | IIb | B |
| Eine Koronarsinus-Verengung kann zur Besserung der Symptomatik bei stark beeinträchtigender Angina Pectoris erwogen werden, die trotz optimaler medikamentöser Therapie und Revaskularisation refraktär bleibt. | IIb | B |
| Die Rückenmarksstimulation kann zur Verbesserung von Symptomatik und Lebensqualität bei stark beeinträchtigender Angina Pectoris erwogen werden, die trotz optimaler medikamentöser Therapie und Revaskularisation refraktär bleibt. | IIb | B |
| Die transmyokardiale Revaskularisation wird bei Patienten mit stark beeinträchtigender Angina Pectoris, die trotz optimaler medikamentöser Therapie und Revaskularisation refraktär bleibt, nicht empfohlen. | III | A |

©ESC

**Notizen:**